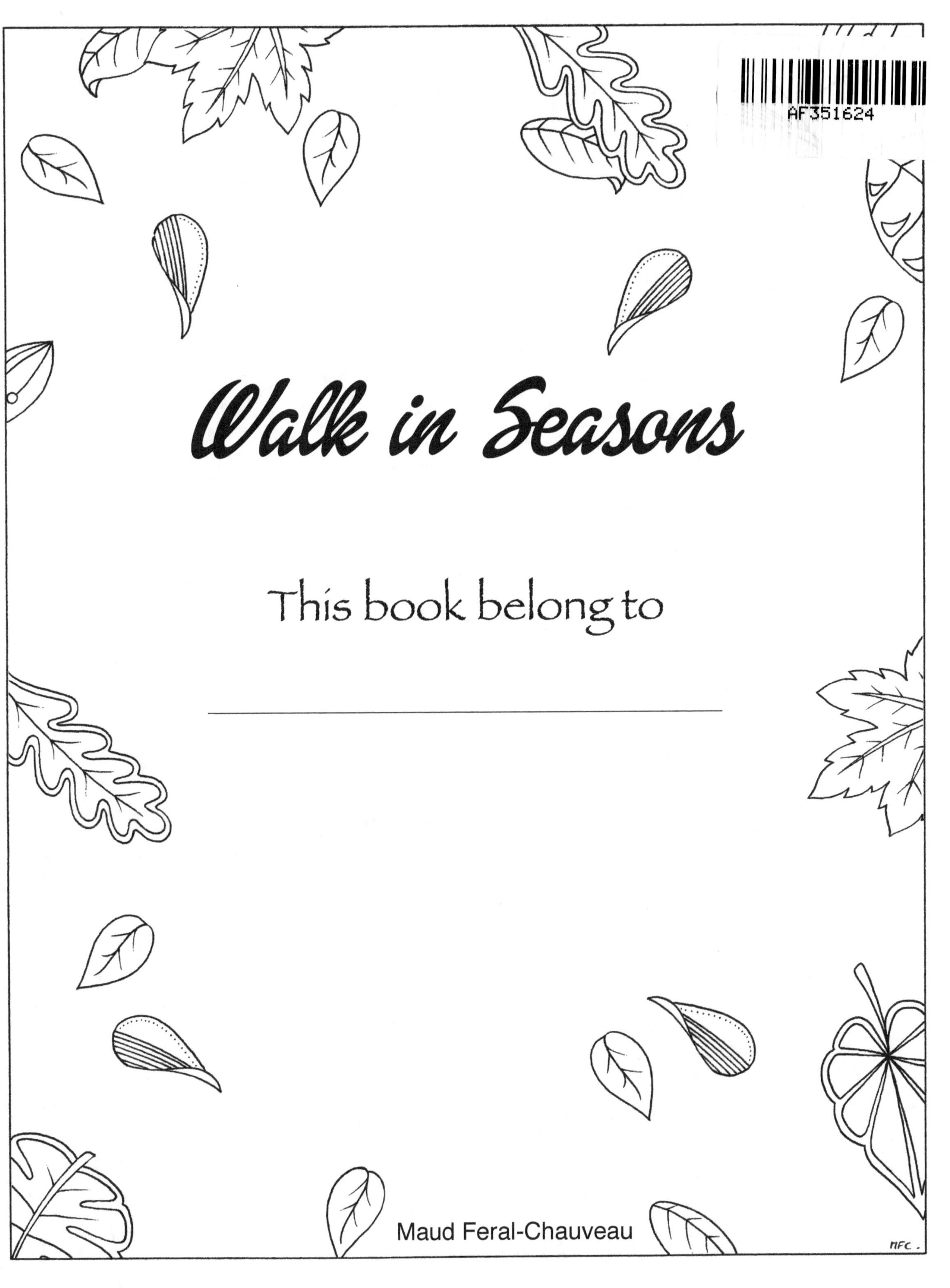

Walk in Seasons

This book belong to

____

Maud Feral-Chauveau

Maud Feral-Chauveau (MFC)

Maud Feral-Chauveau (MFC)

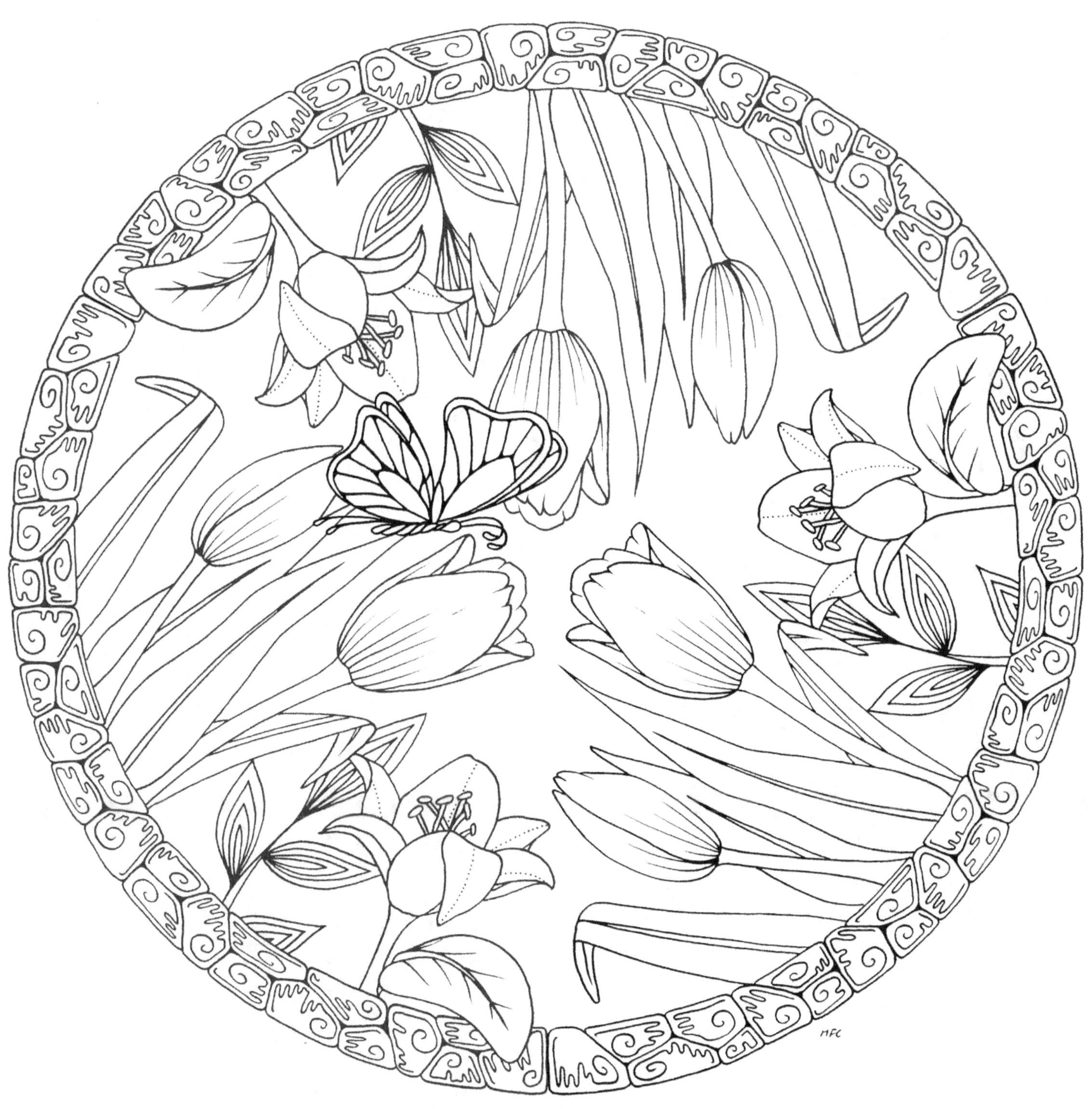

Maud Feral-Chauveau (MFC)

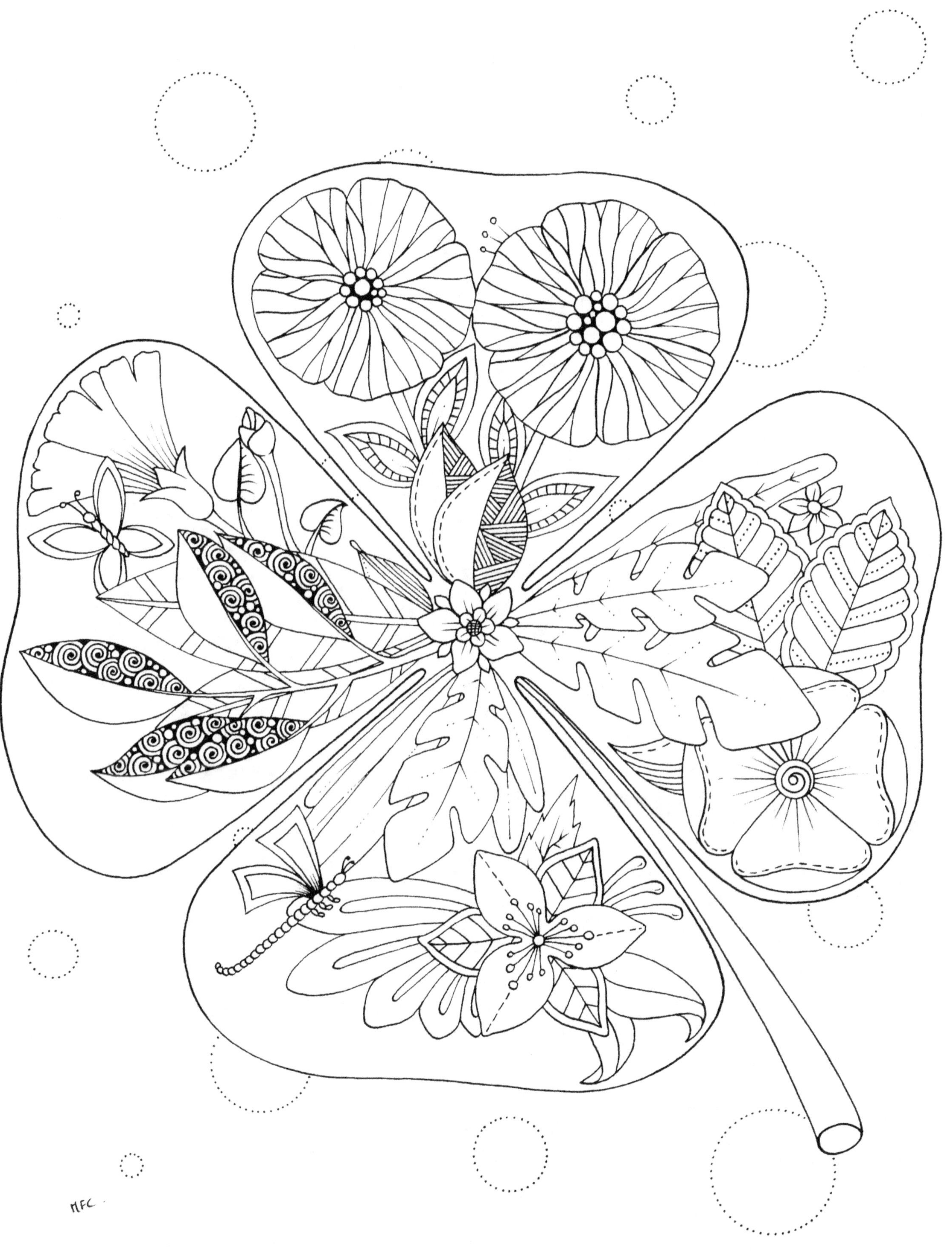

Maud Feral-Chauveau (MFC)

Maud Feral-Chauveau (MFC)

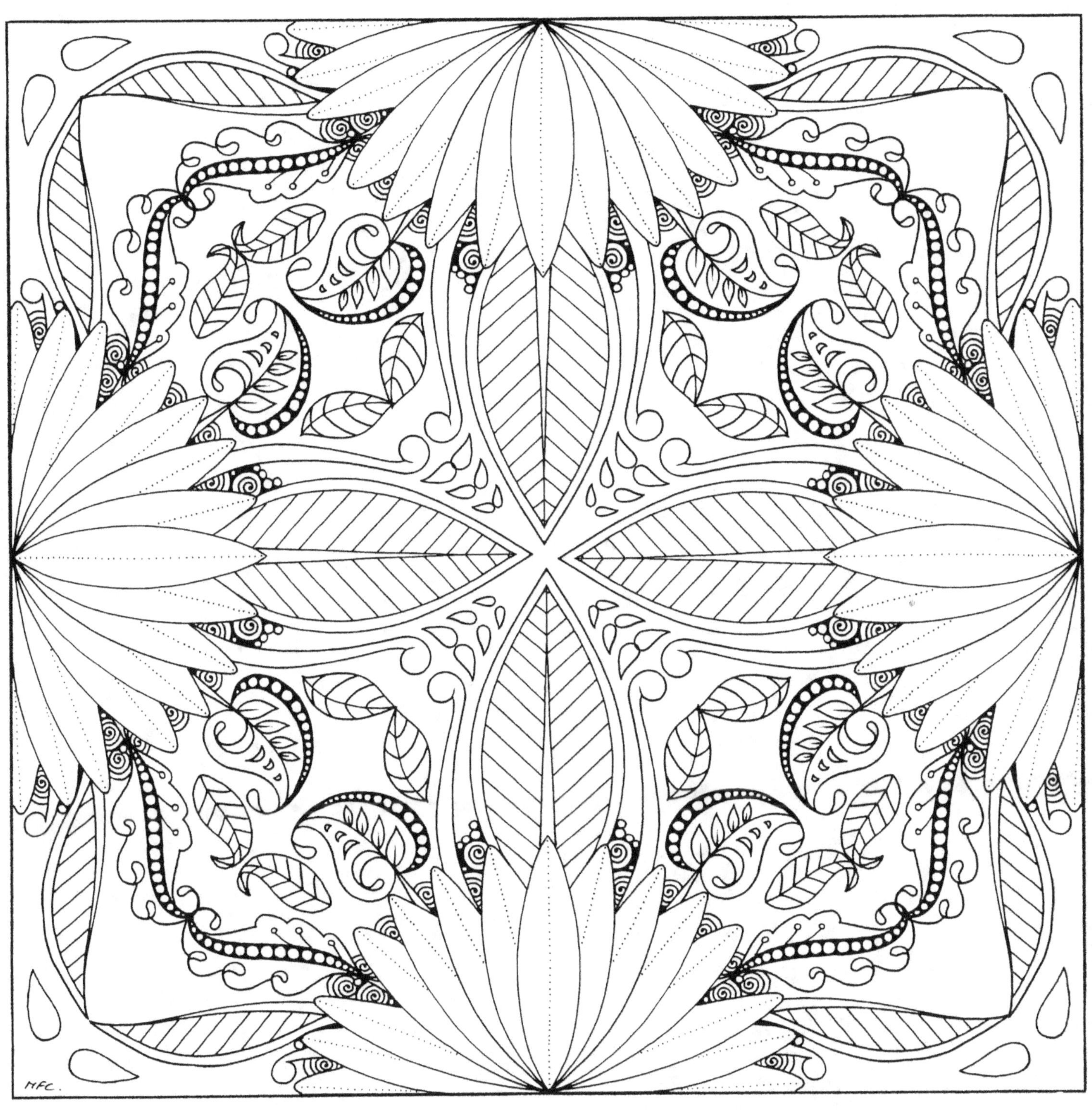

Maud Feral-Chauveau (MFC)

Maud Feral-Chauveau (MFC)

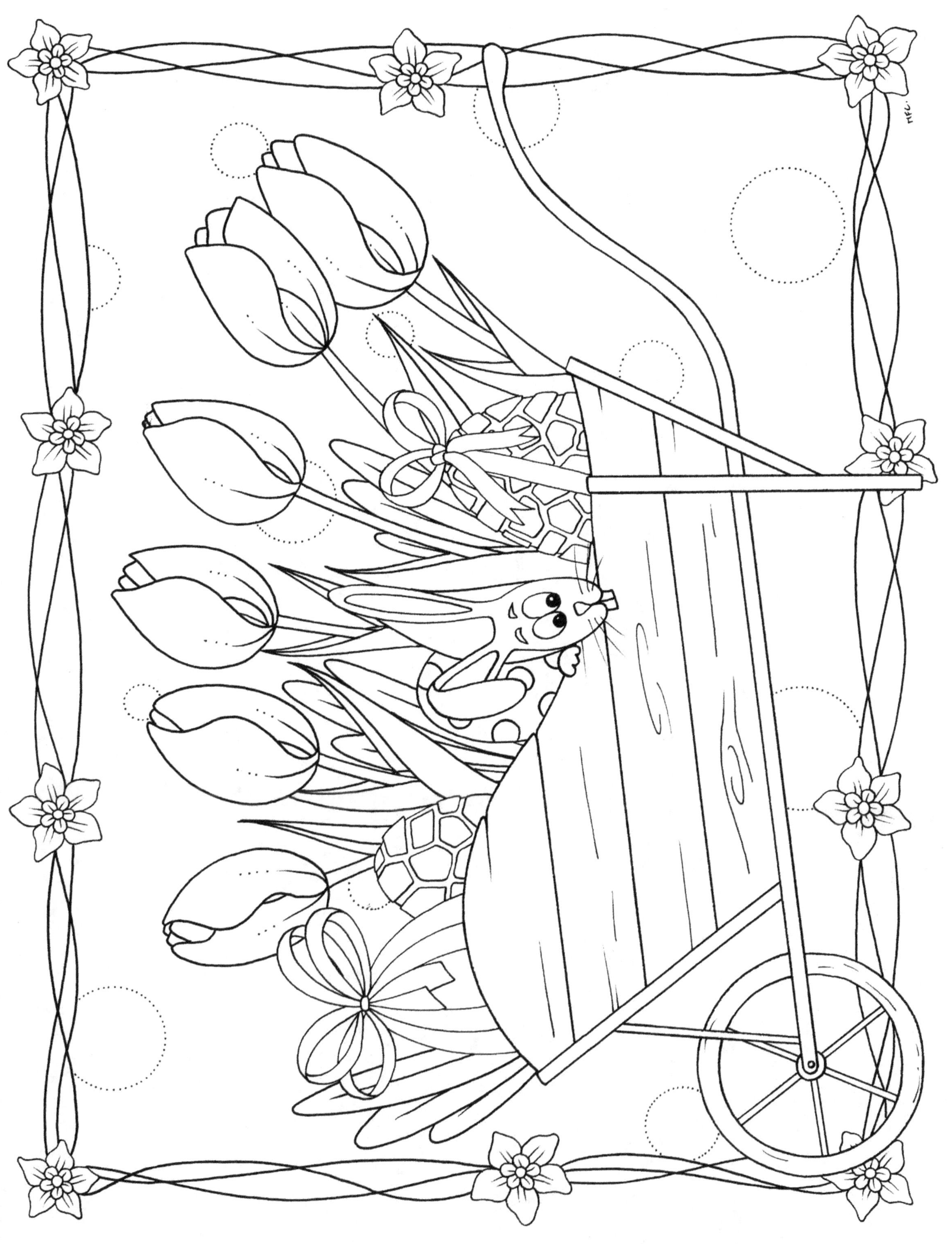

Maud Feral-Chauveau (MFC)

Maud Feral-Chauveau (MFC)

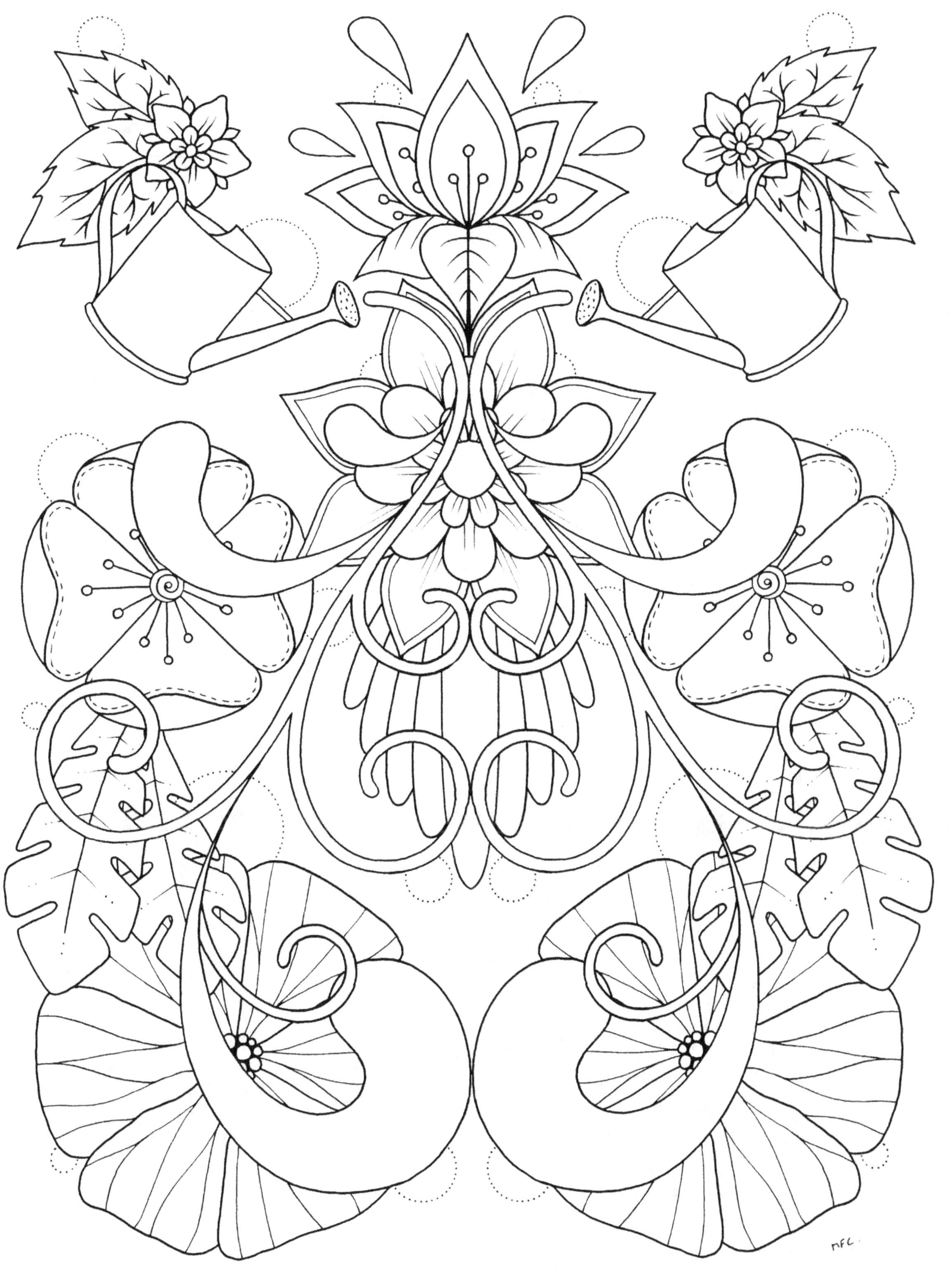

Maud Feral-Chauveau (MFC)

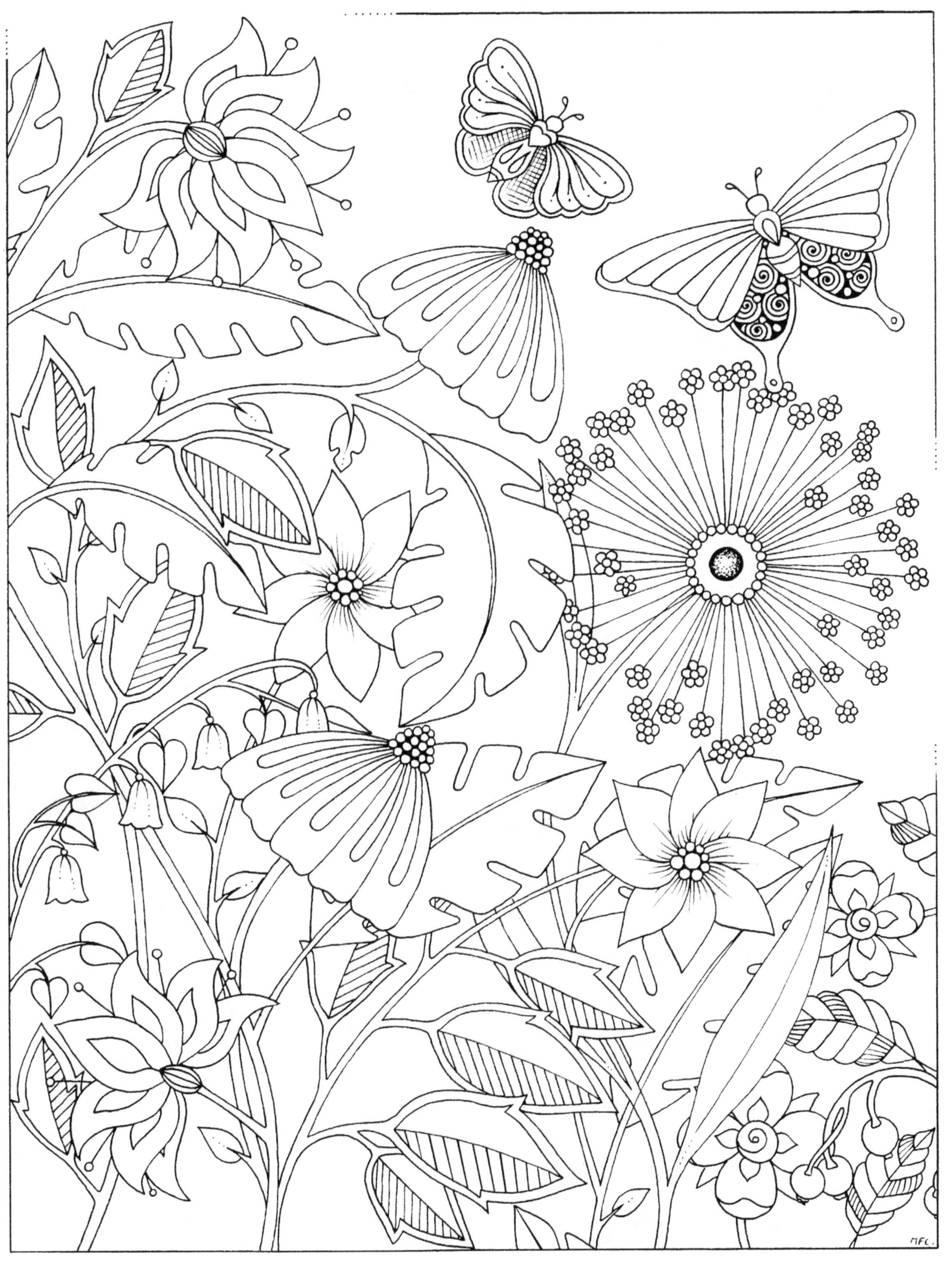

Maud Feral-Chauveau (MFC)

Maud Feral-Chauveau (MFC)

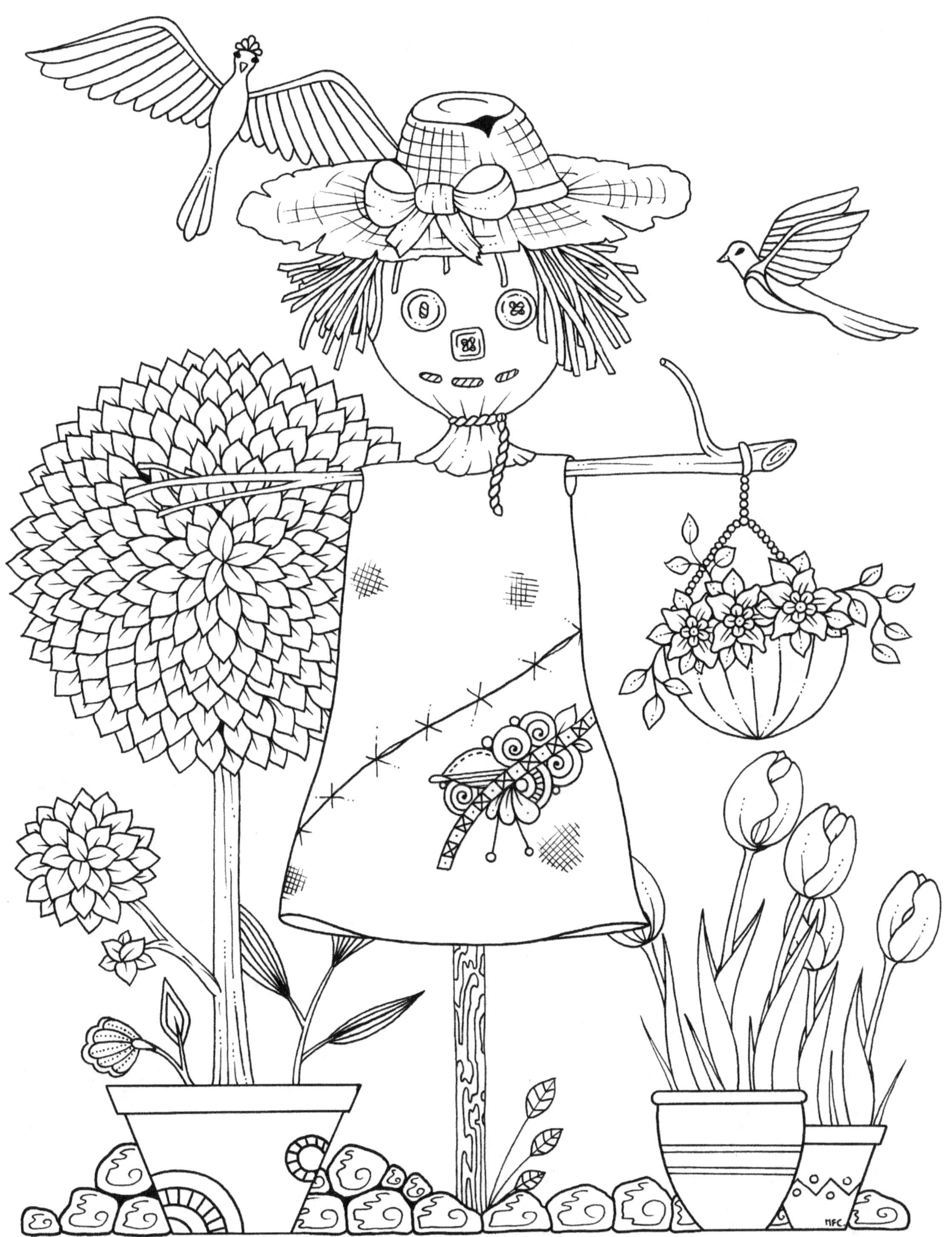

Maud Feral-Chauveau (MFC)

Maud Feral-Chauveau (MFC)

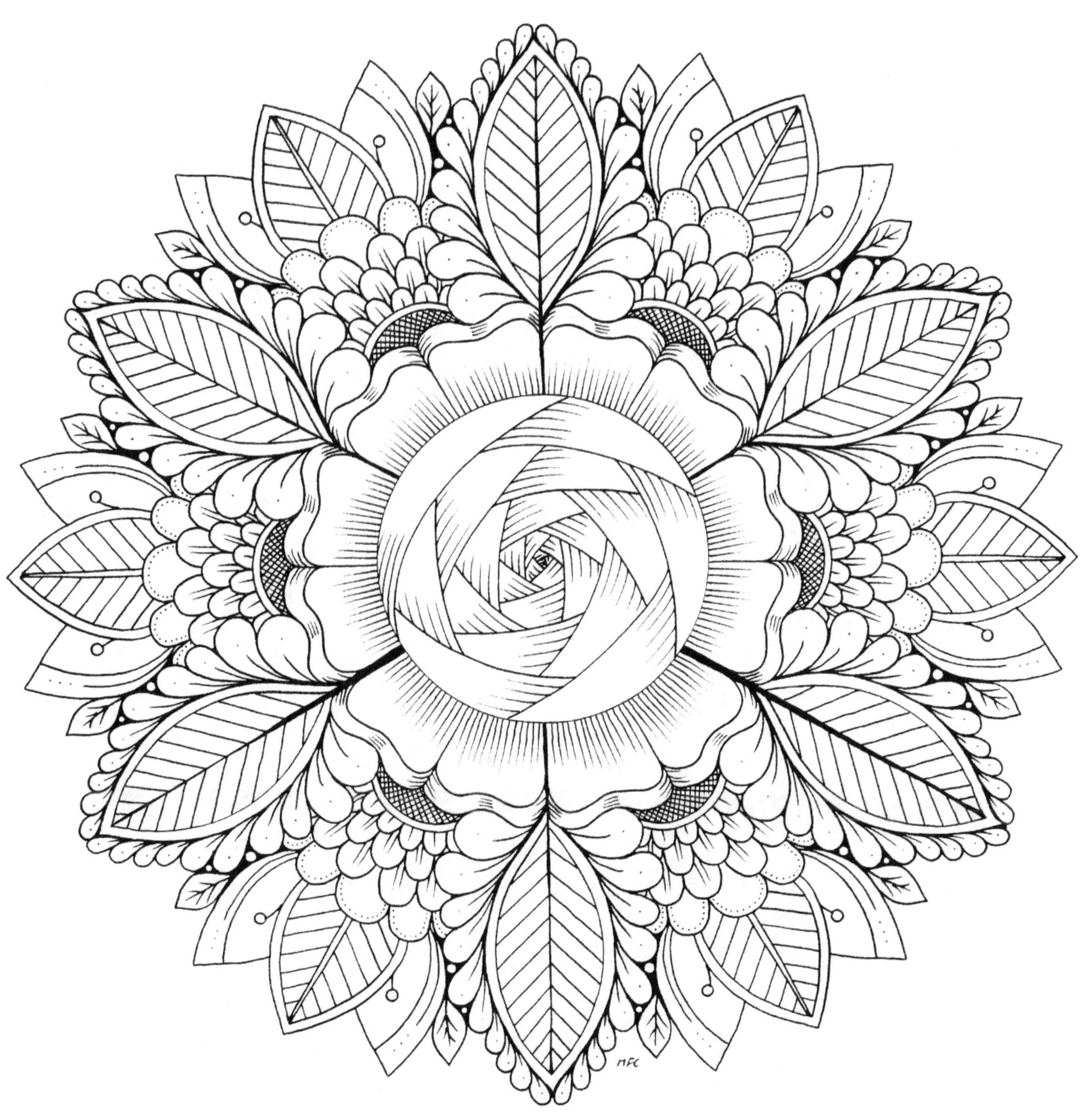

Maud Feral-Chauveau (MFC)

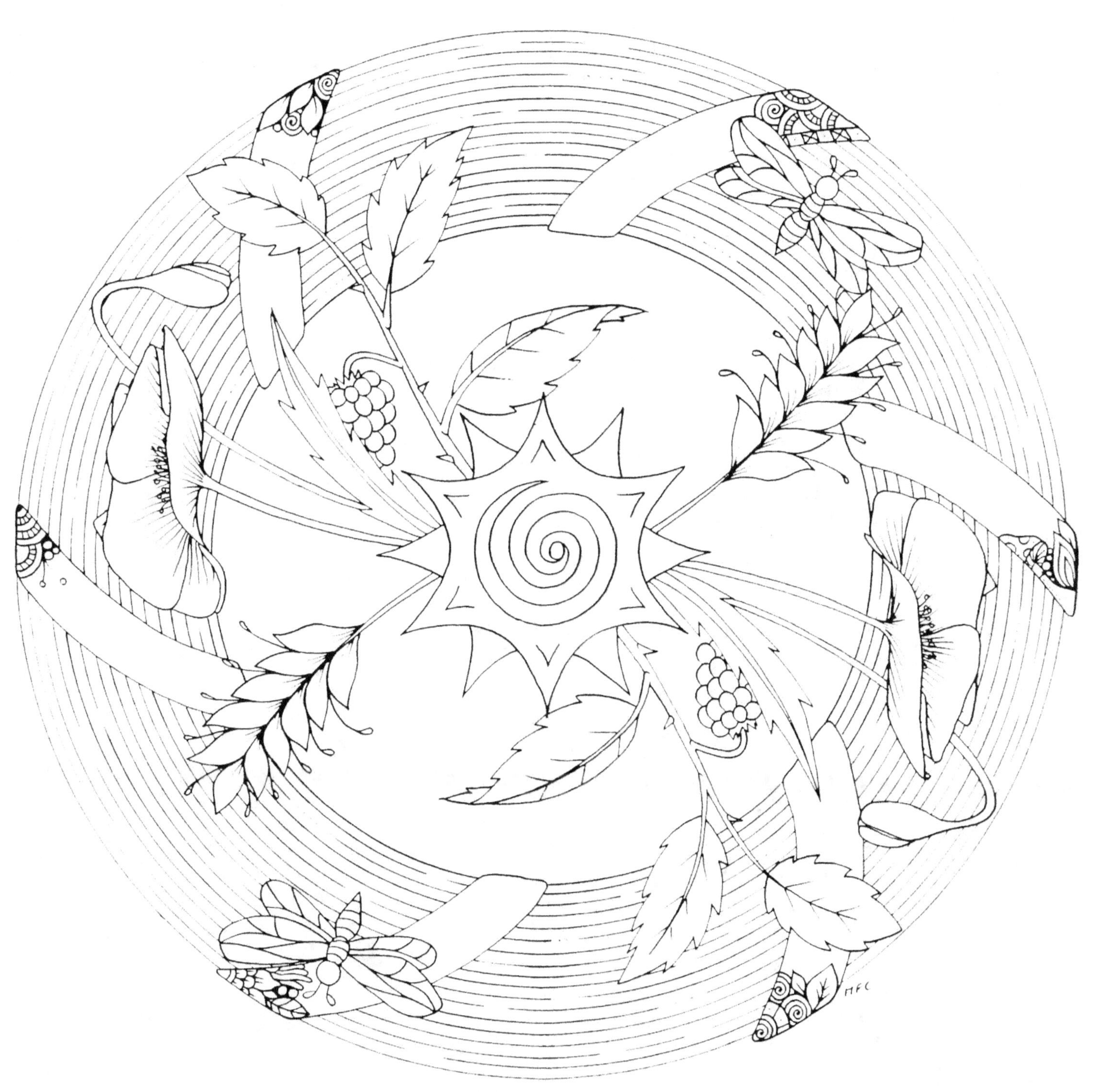

Maud Feral-Chauveau (MFC)

Maud Feral-Chauveau (MFC)

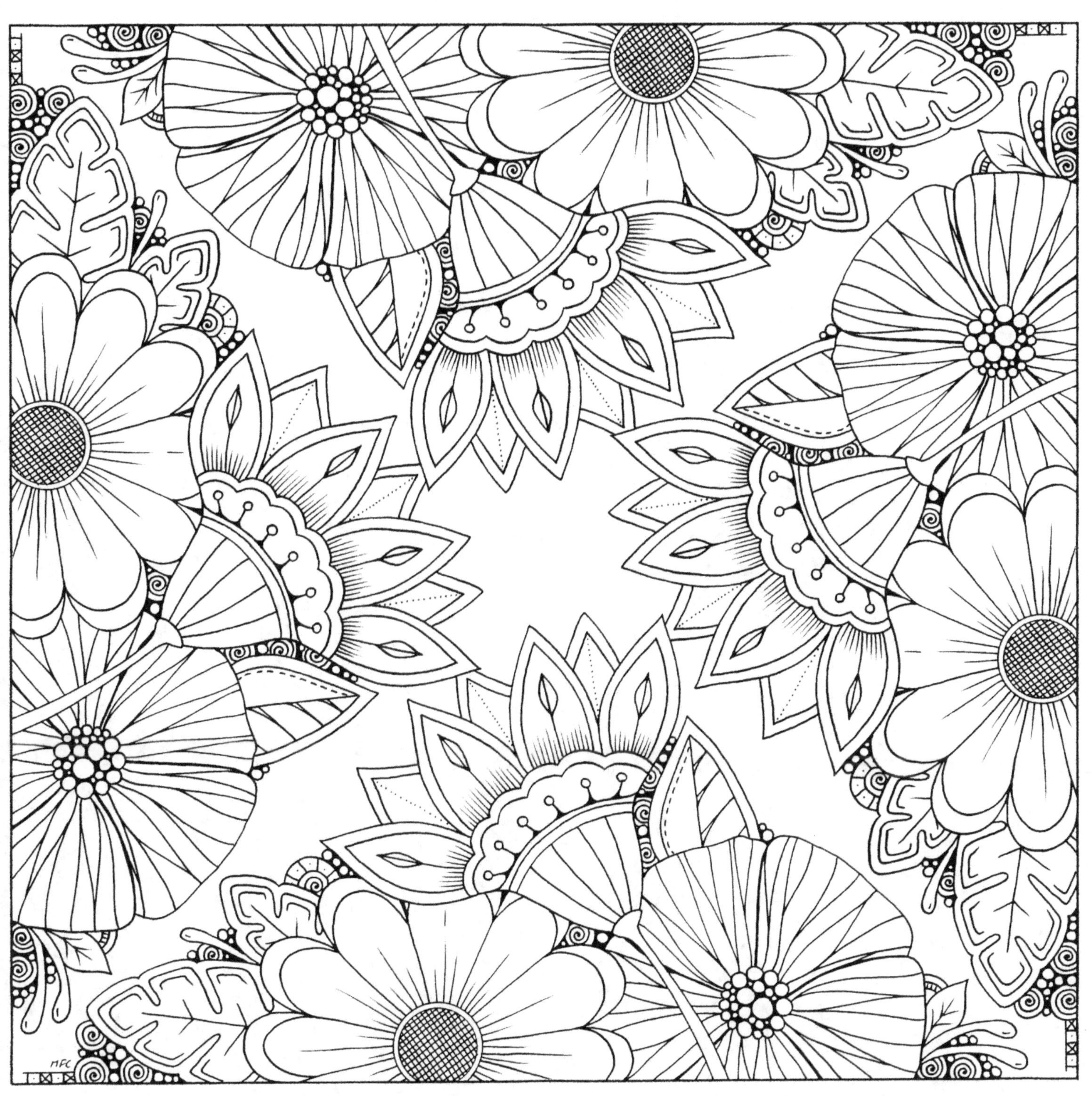

Maud Feral-Chauveau (MFC)

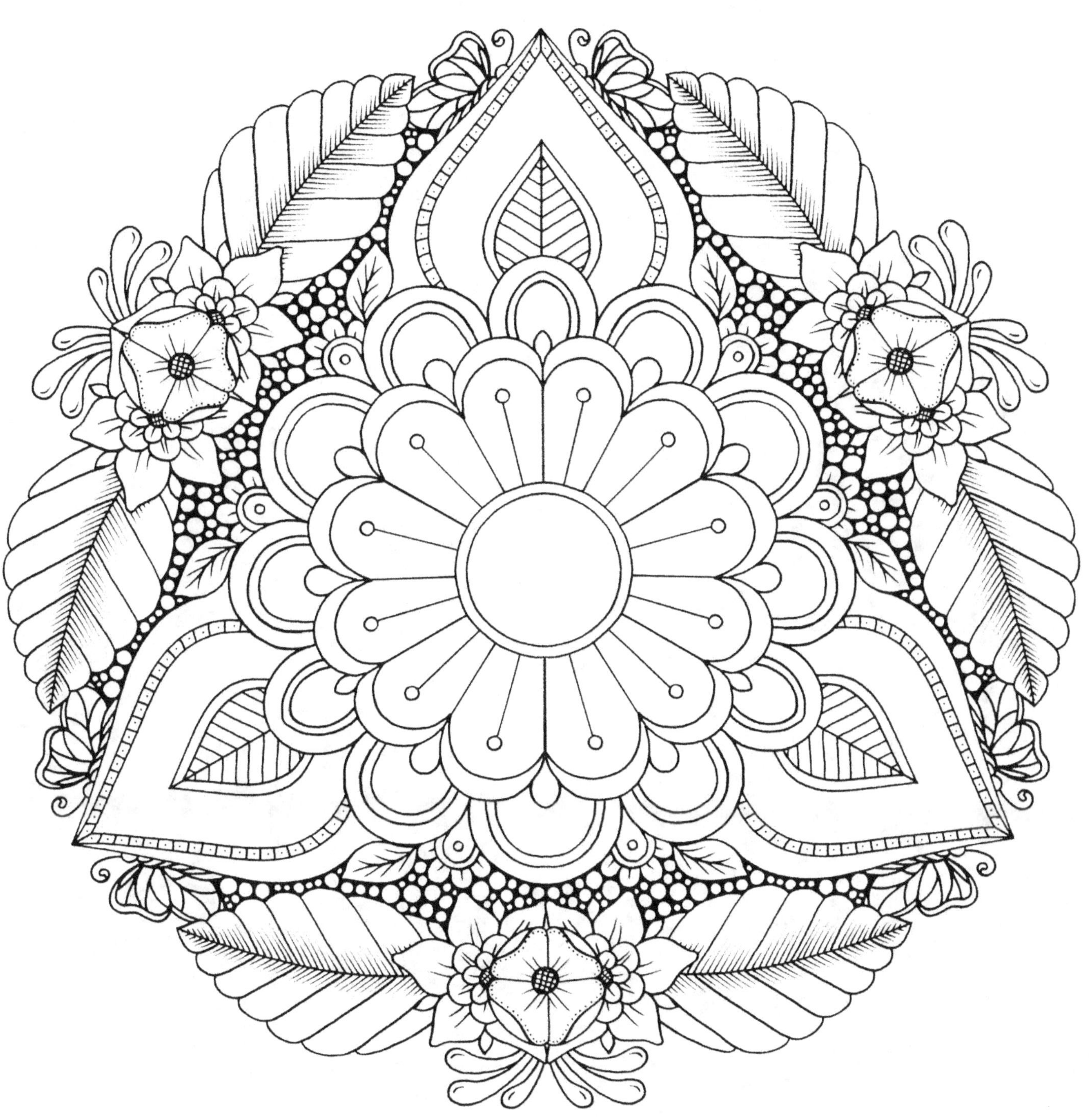

Maud Feral-Chauveau (MFC)

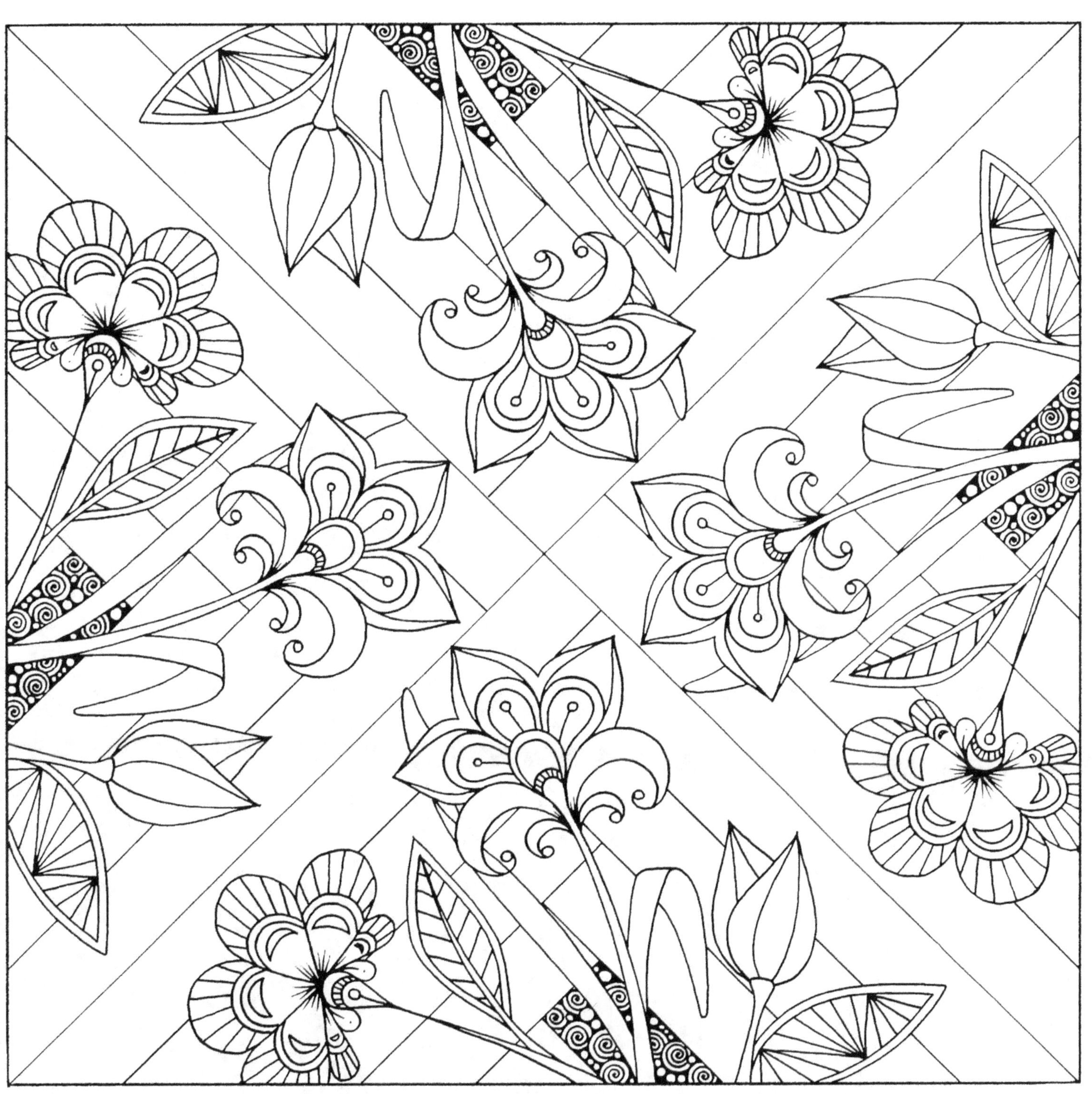

Maud Feral-Chauveau (MFC)

Maud Feral-Chauveau (MFC)

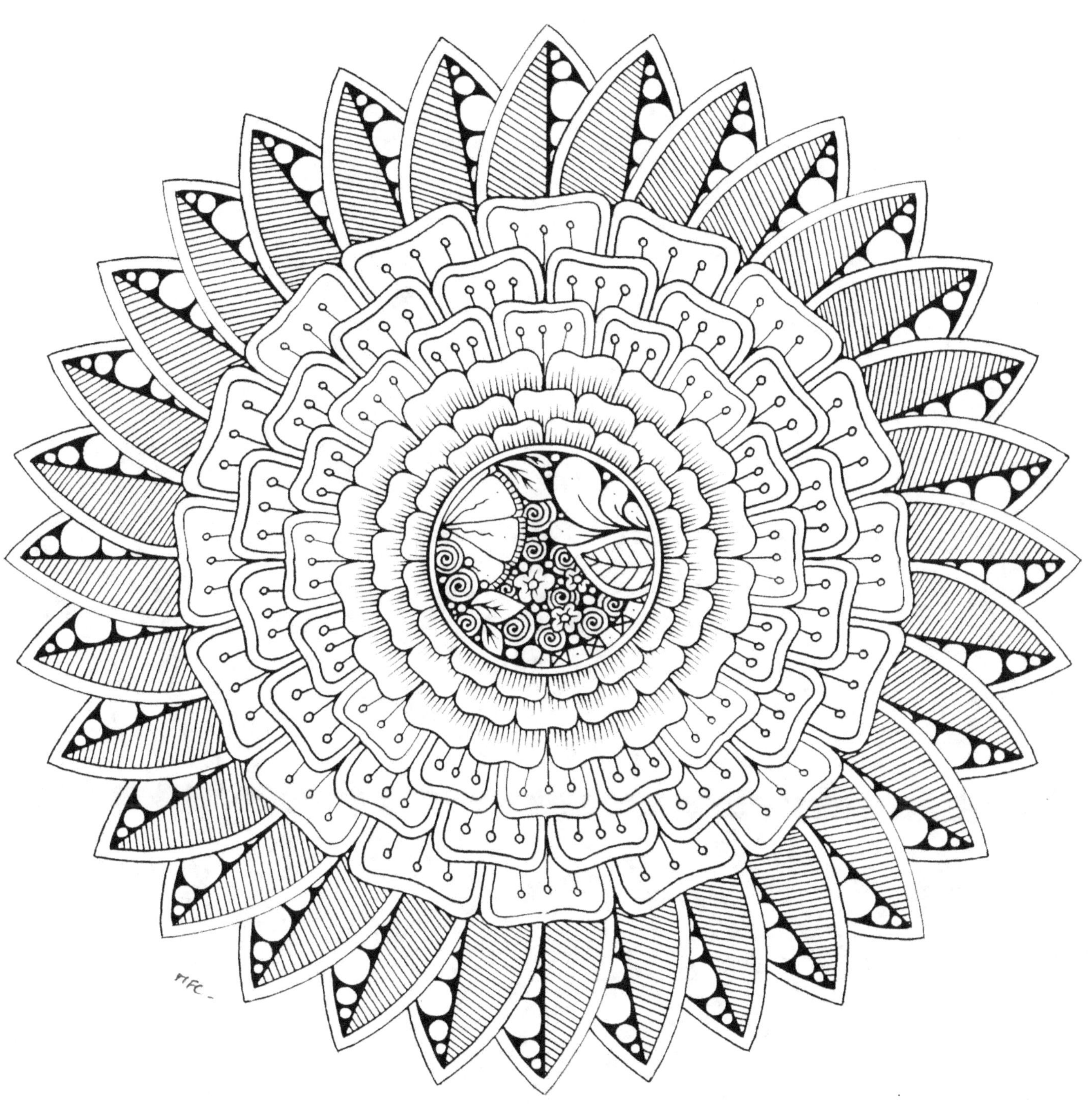

Maud Feral-Chauveau (MFC)

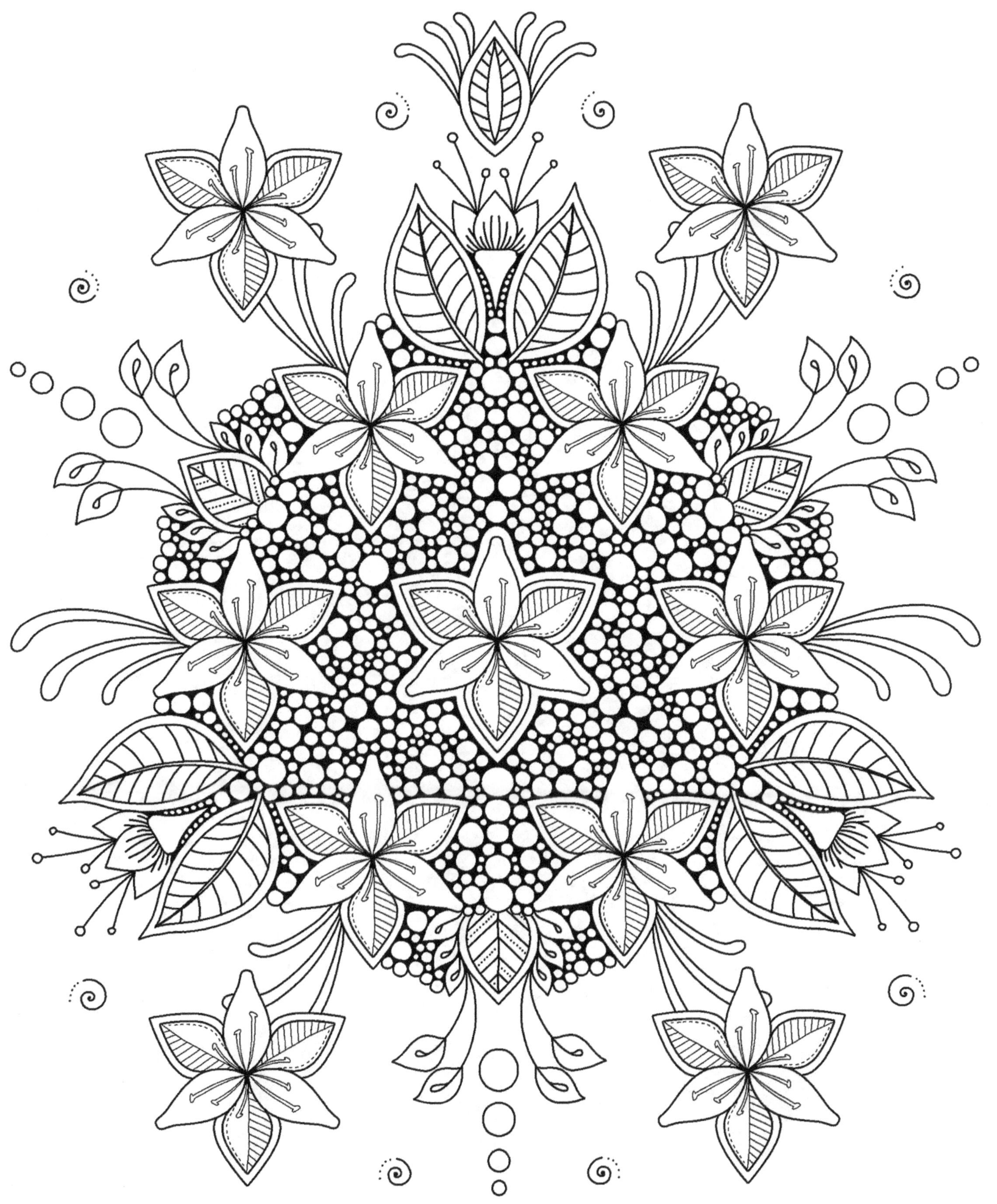

Maud Feral-Chauveau (MFC)

Maud Feral-Chauveau (MFC)

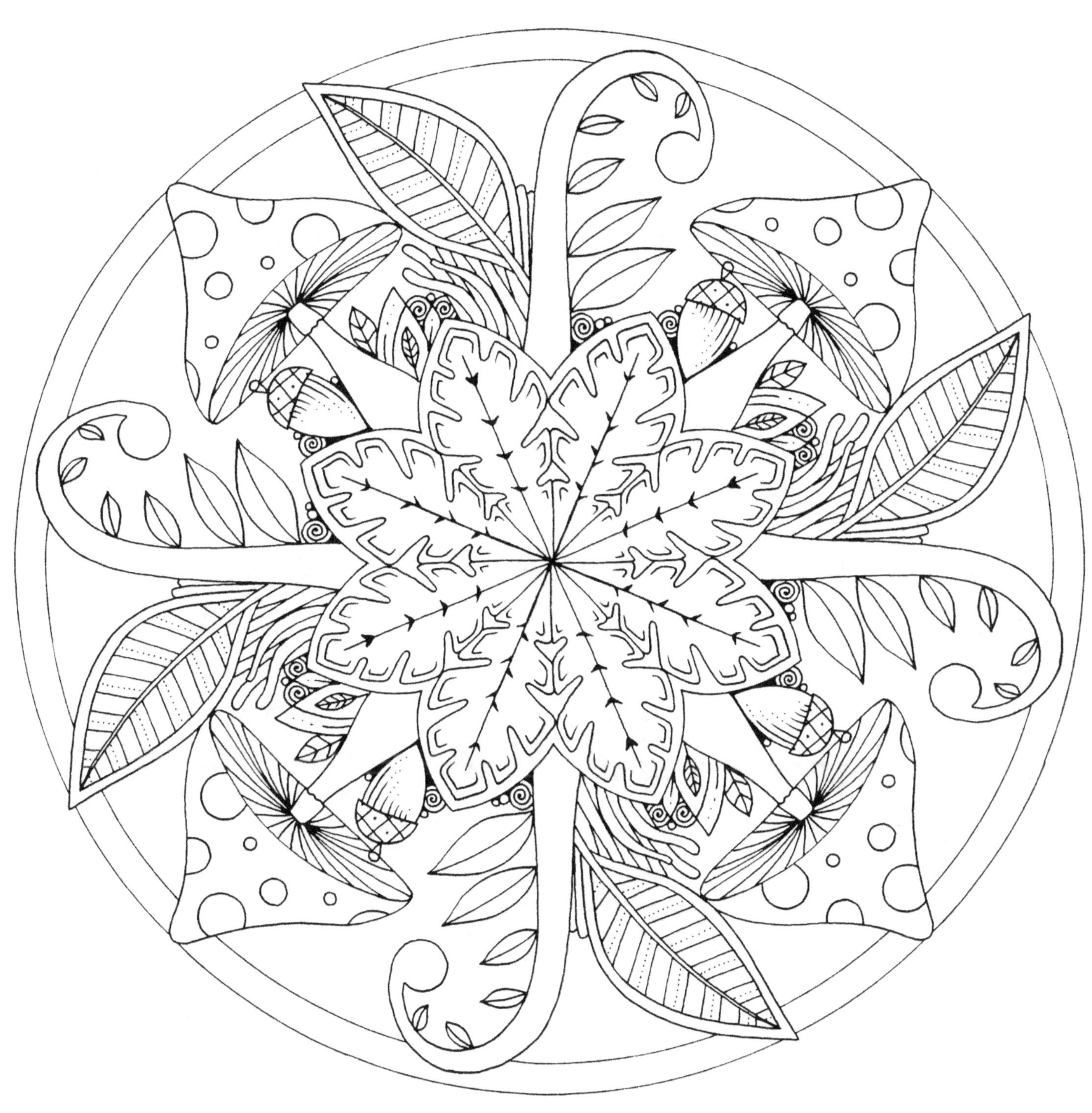

Maud Feral-Chauveau (MFC)

Maud Feral-Chauveau (MFC)

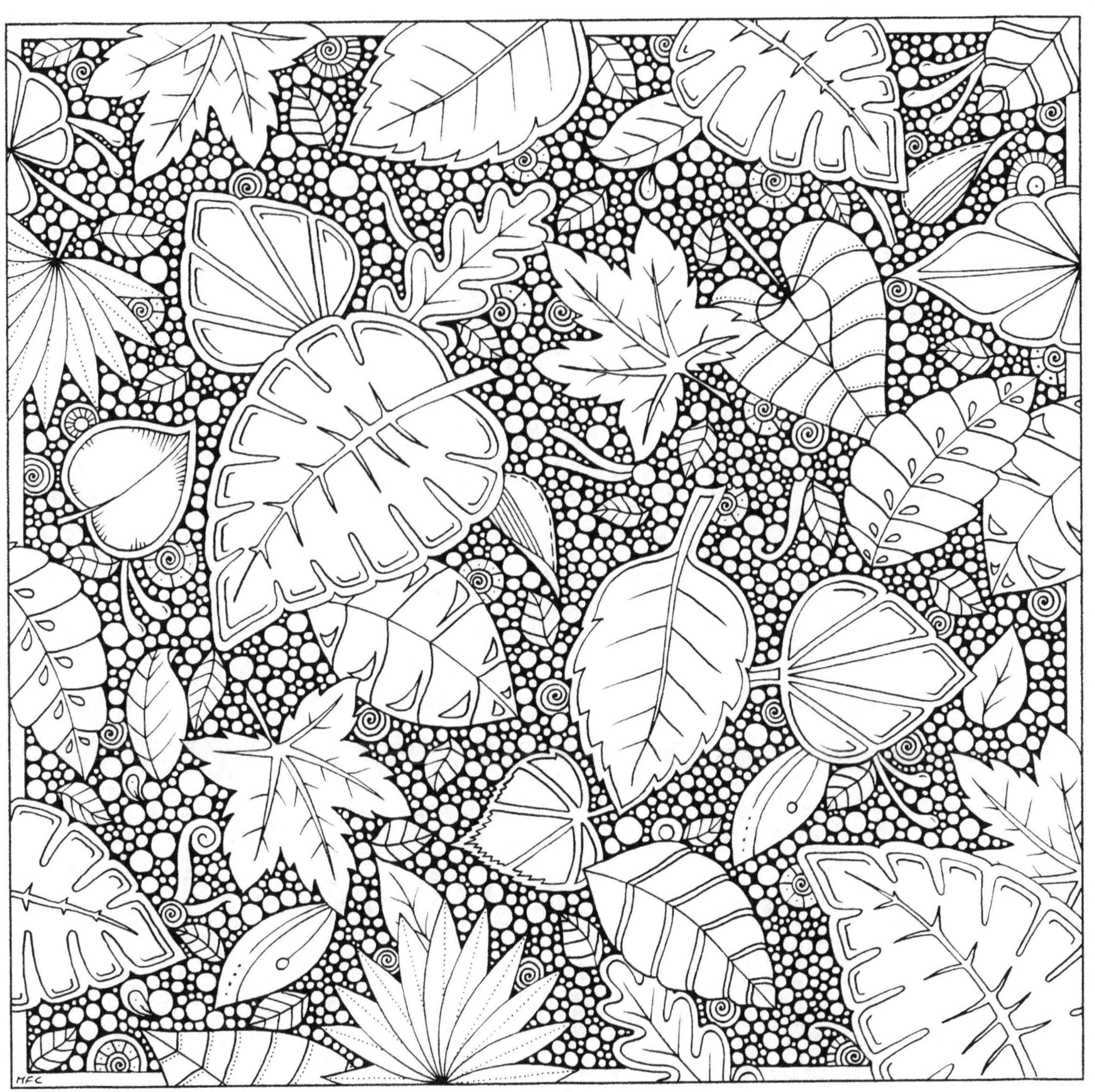

Maud Feral-Chauveau (MFC)

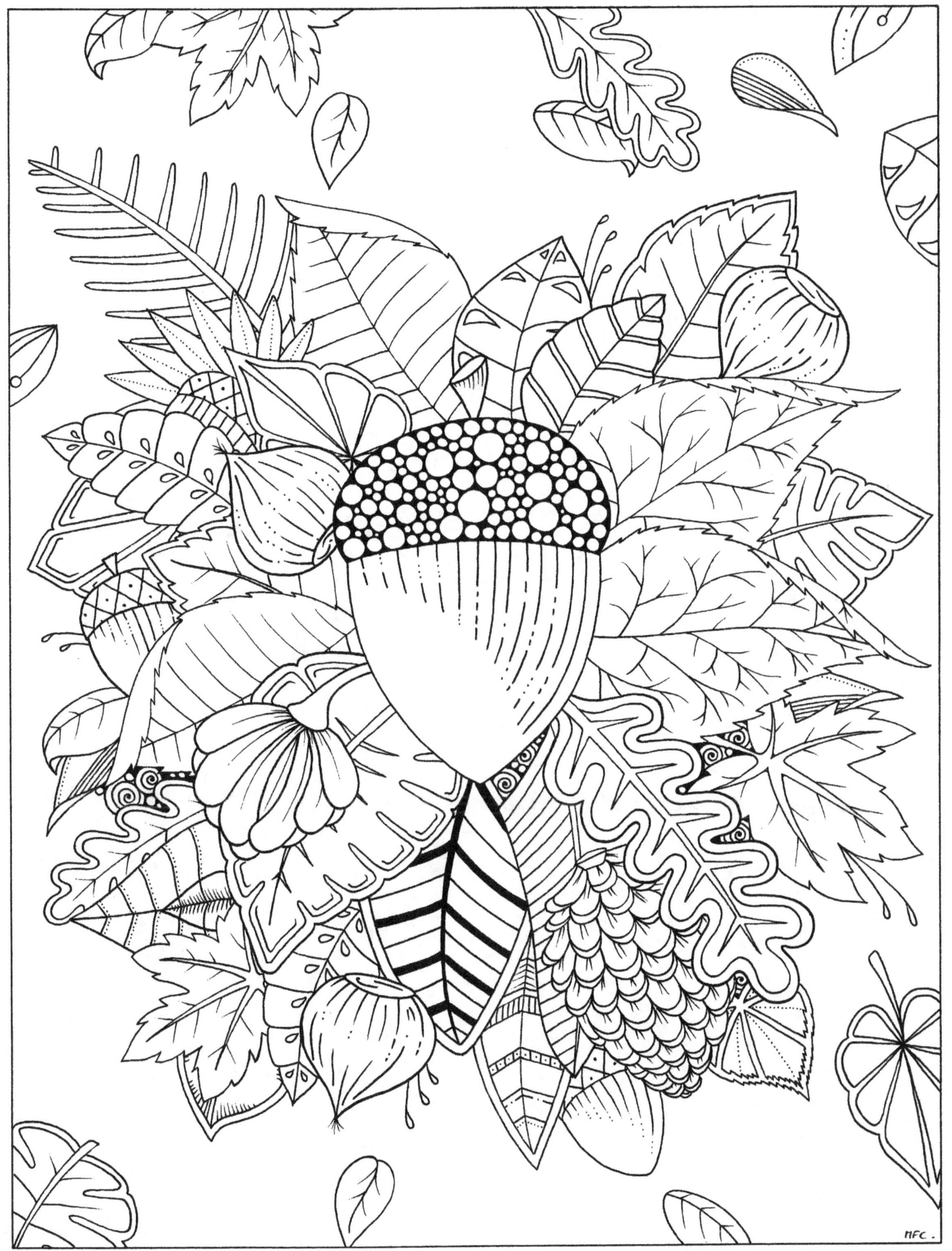

Maud Feral-Chauveau (MFC)

Maud Feral-Chauveau (MFC)

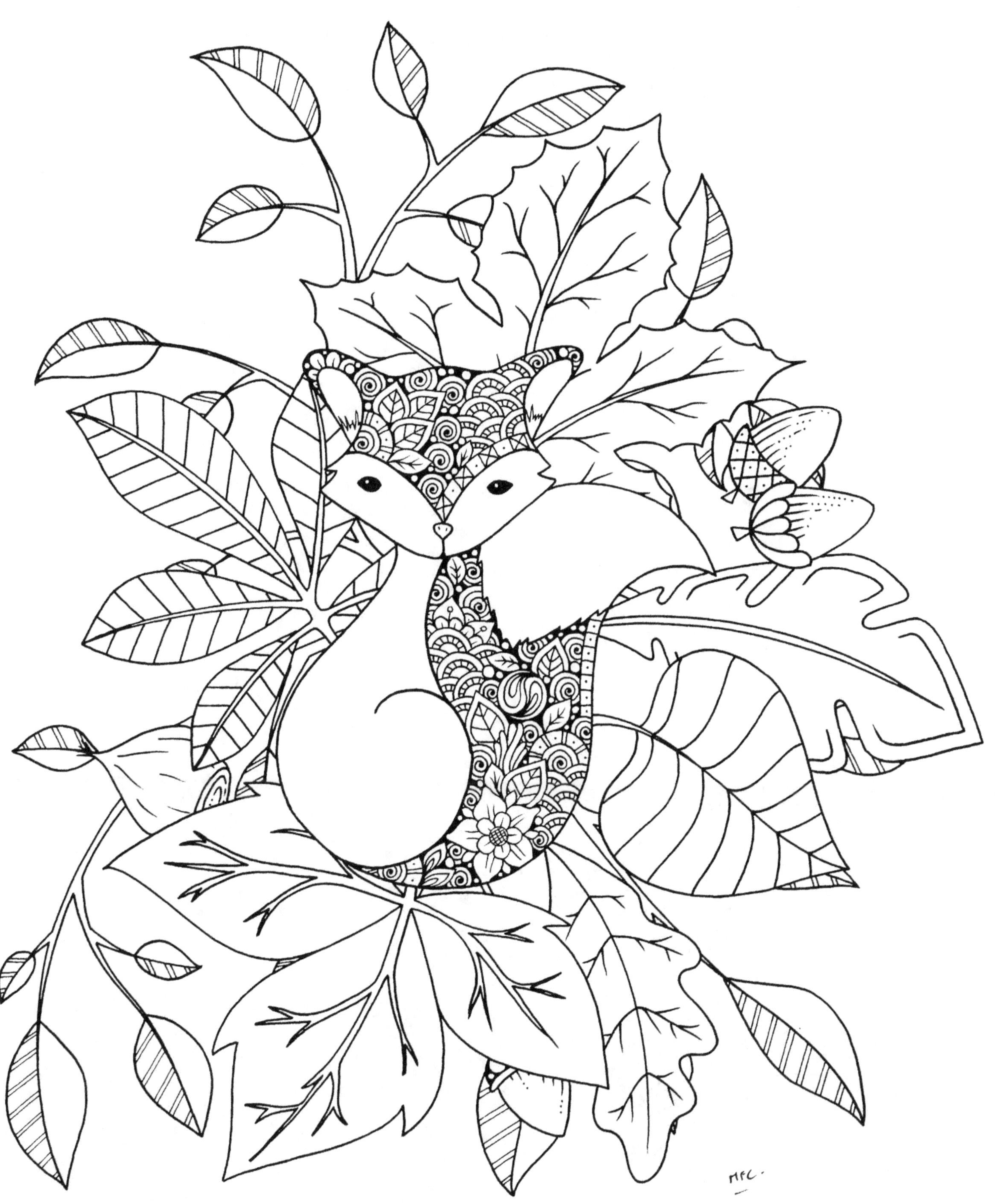

Maud Feral-Chauveau (MFC)

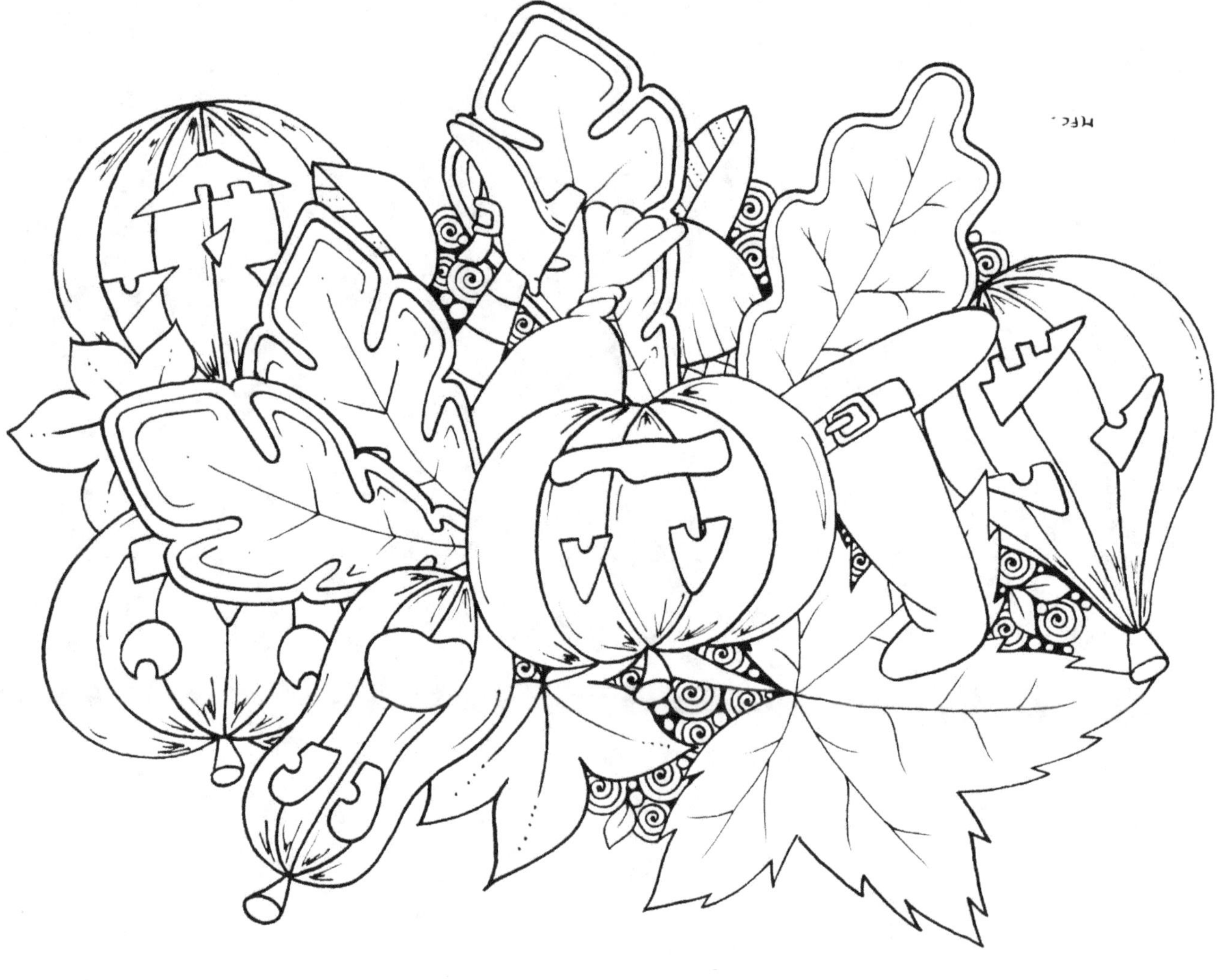

HAPPY HALLOWEEN

Maud Feral-Chauveau (MFC)

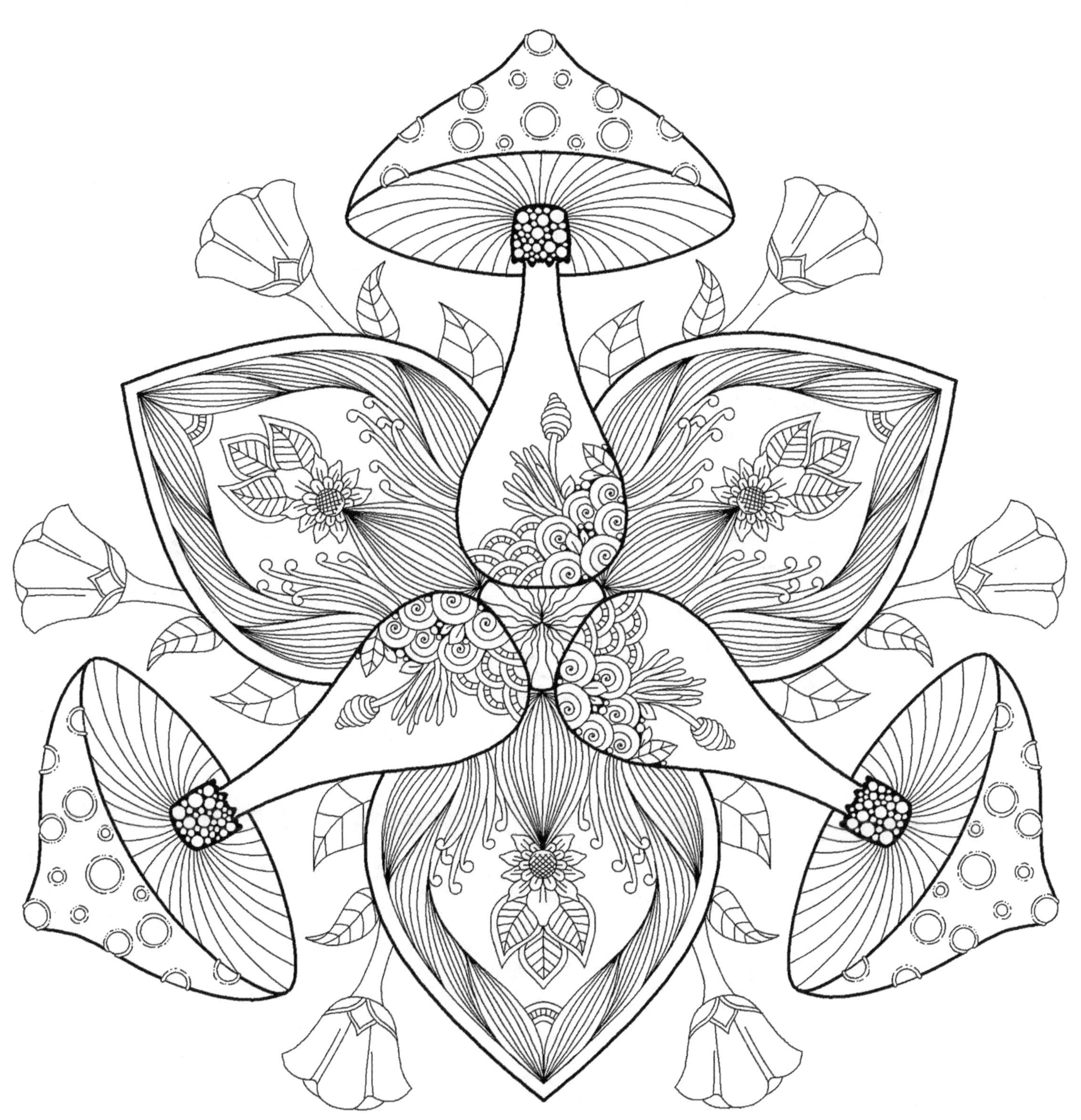

Maud Feral-Chauveau (MFC)

Maud Feral-Chauveau (MFC)

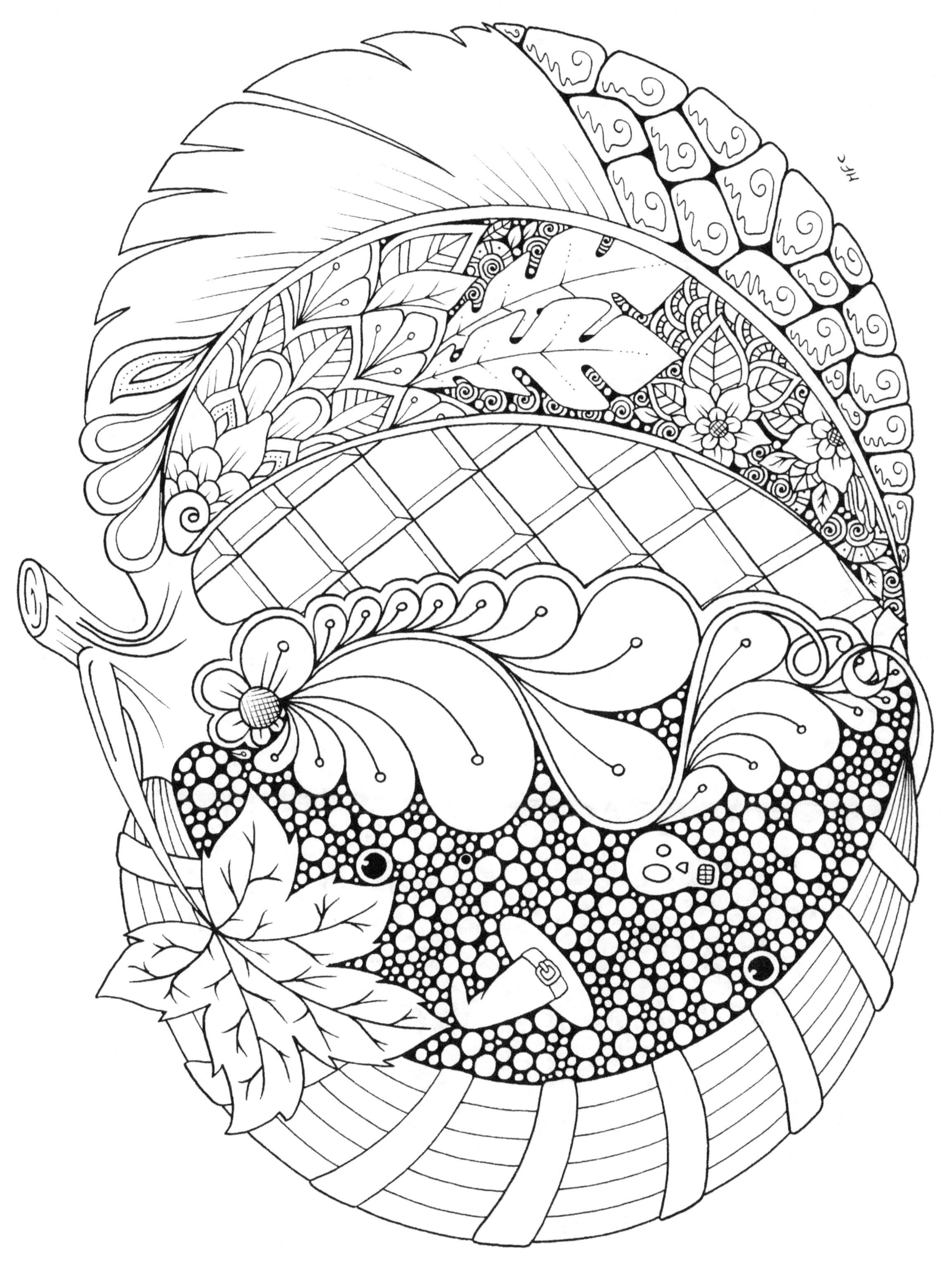

Maud Feral-Chauveau (MFC)

Maud Feral-Chauveau (MFC)

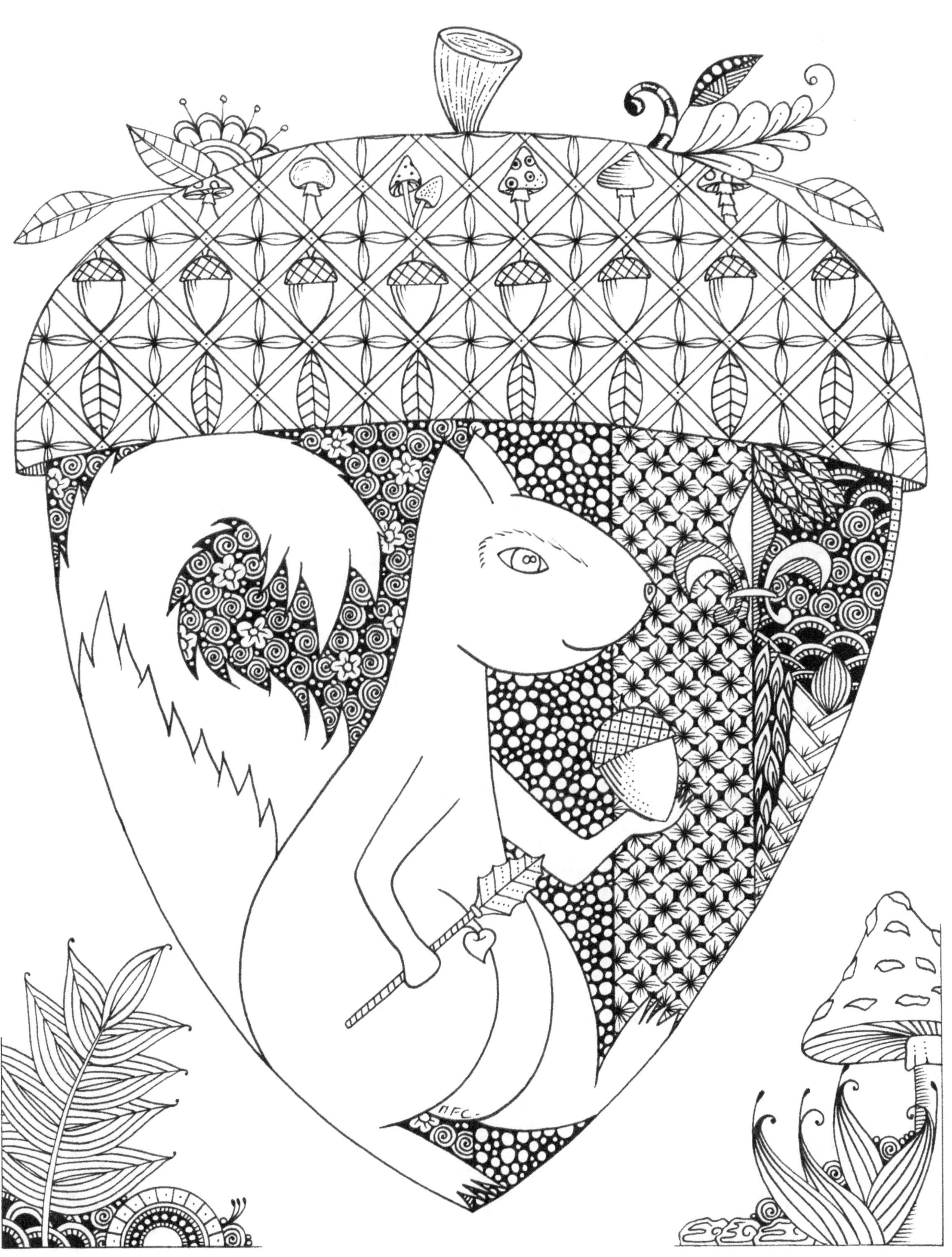

Maud Feral-Chauveau (MFC)

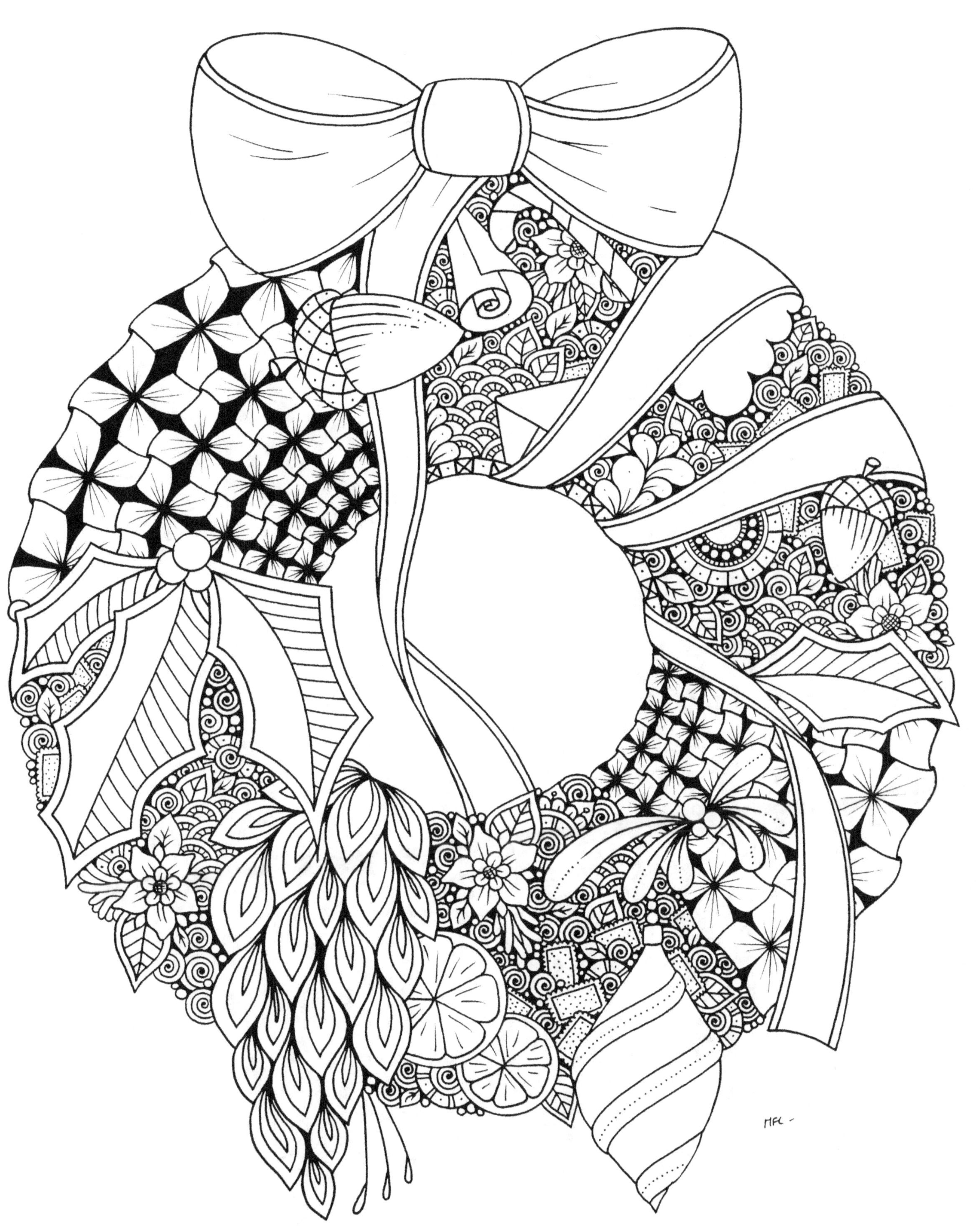

Maud Feral-Chauveau (MFC)

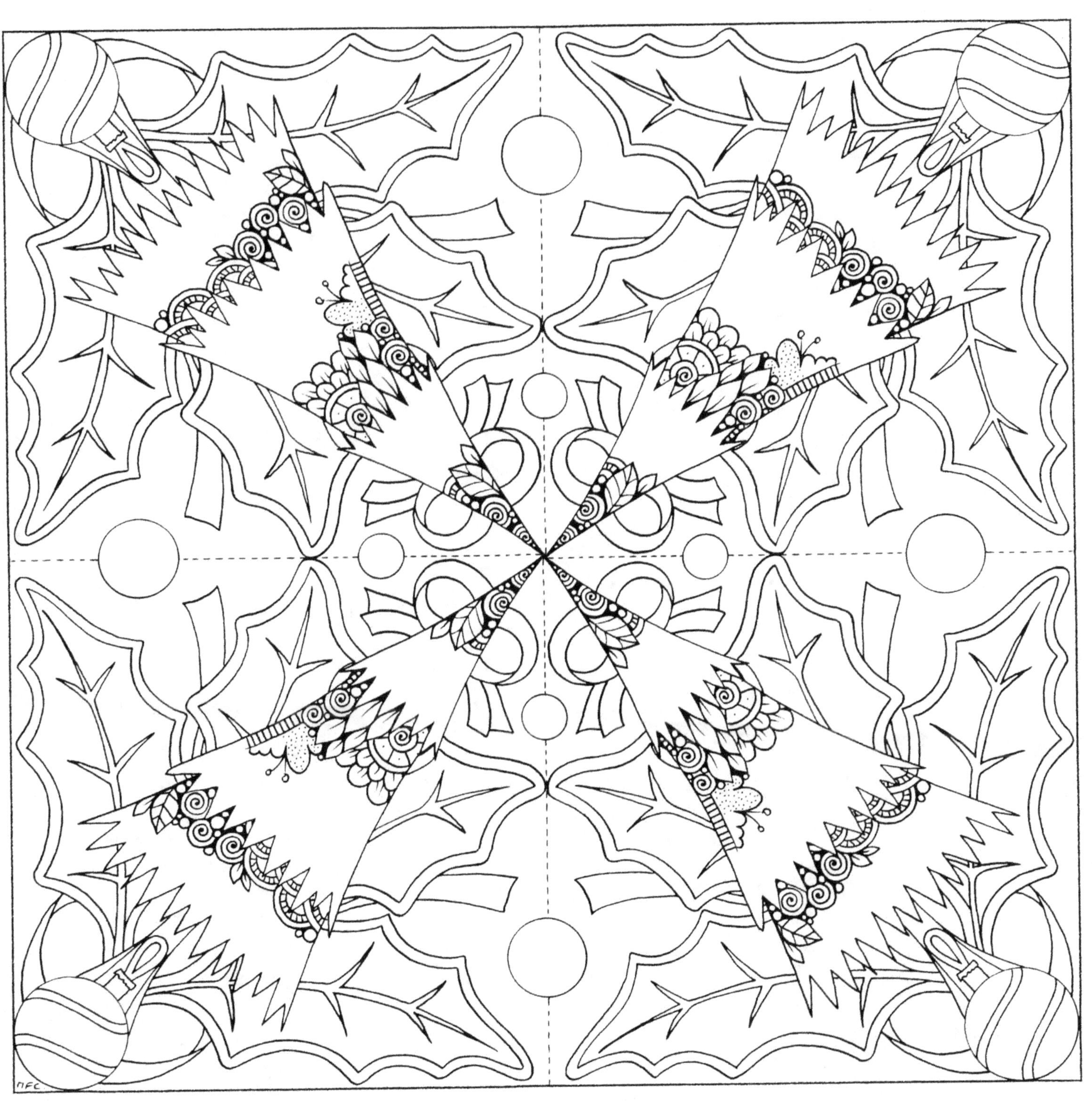

Maud Feral-Chauveau (MFC)

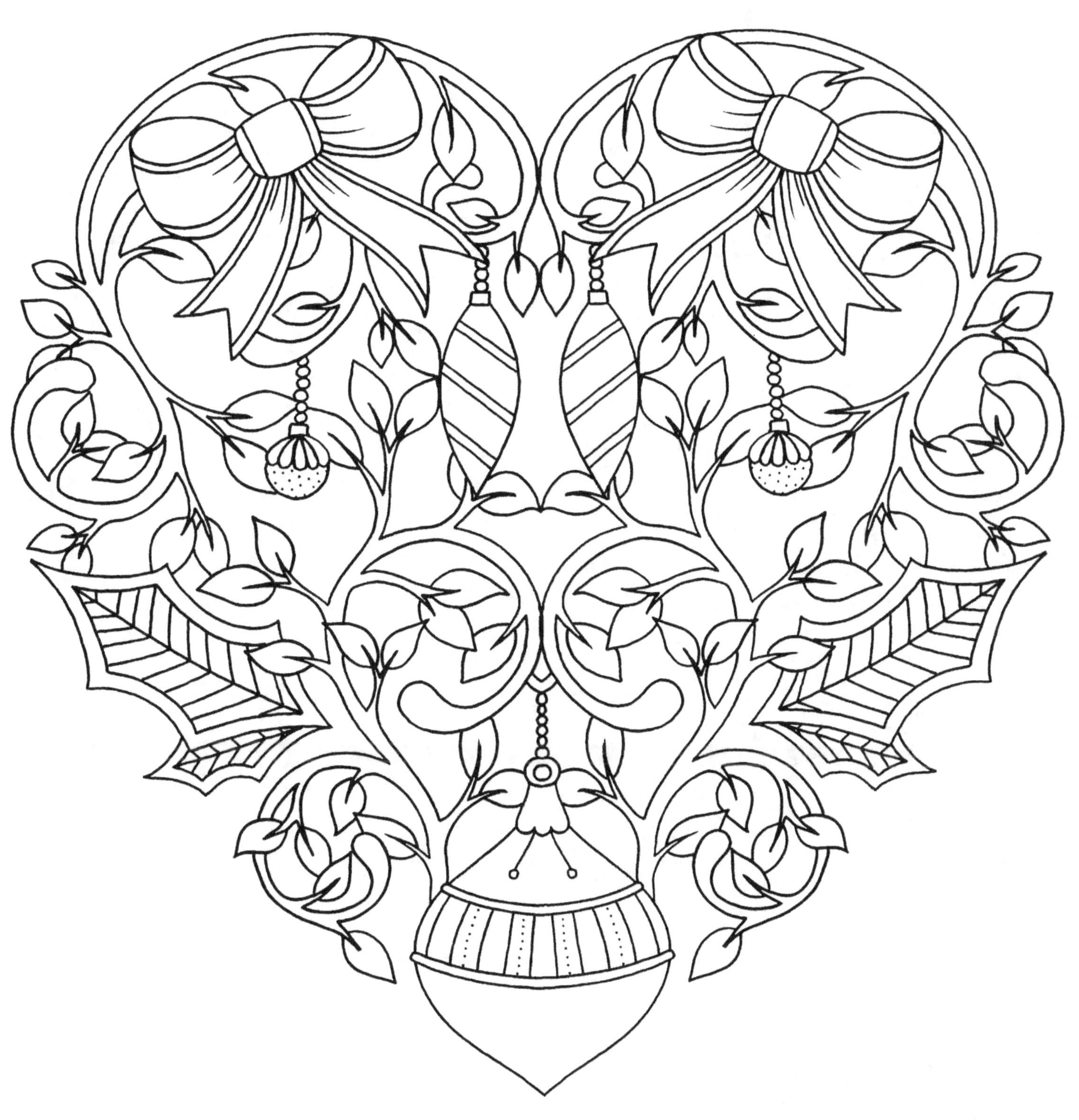

Maud Feral-Chauveau (MFC)

Maud Feral-Chauveau (MFC)

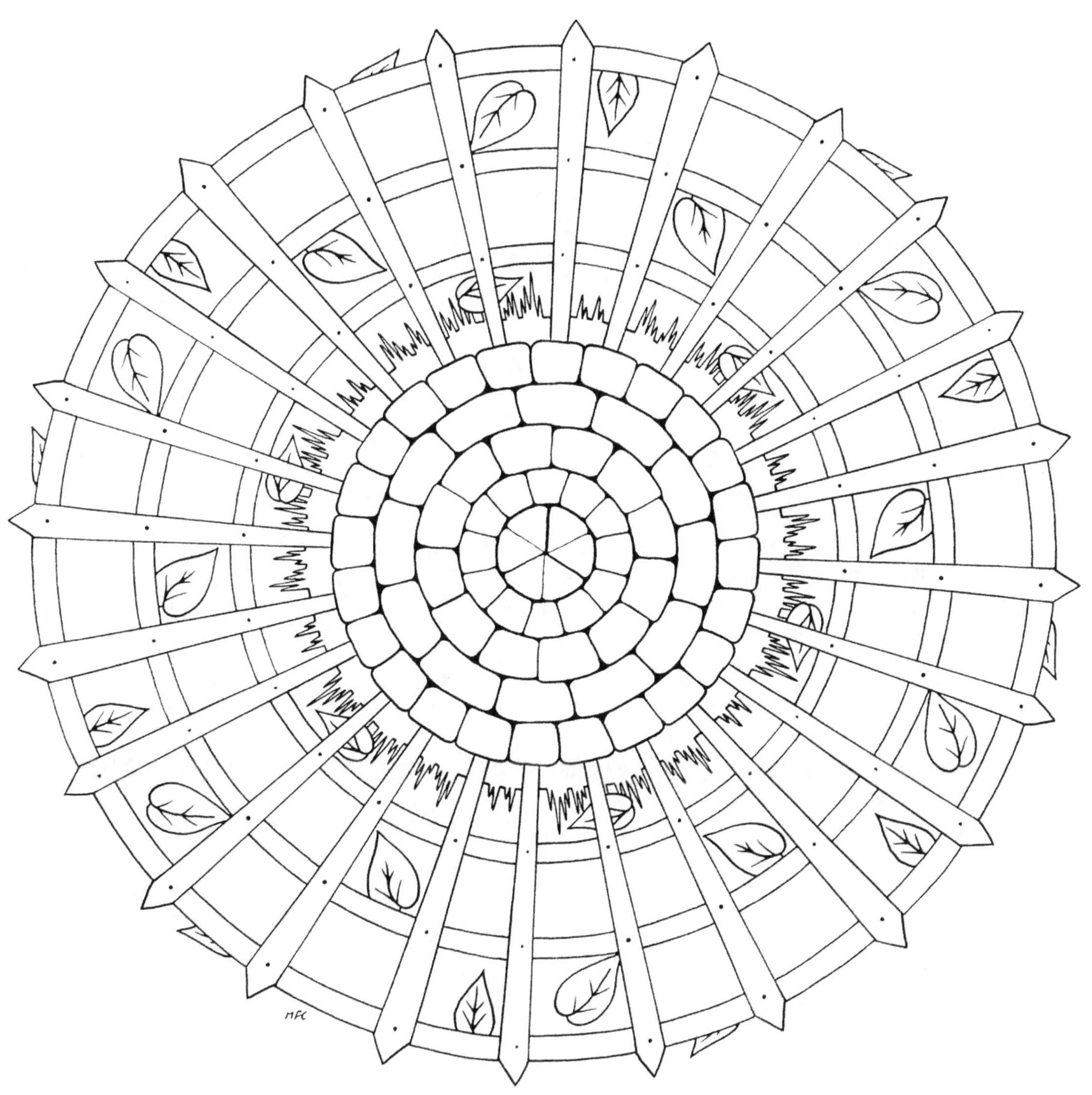

Maud Feral-Chauveau (MFC)

Maud Feral-Chauveau (MFC)

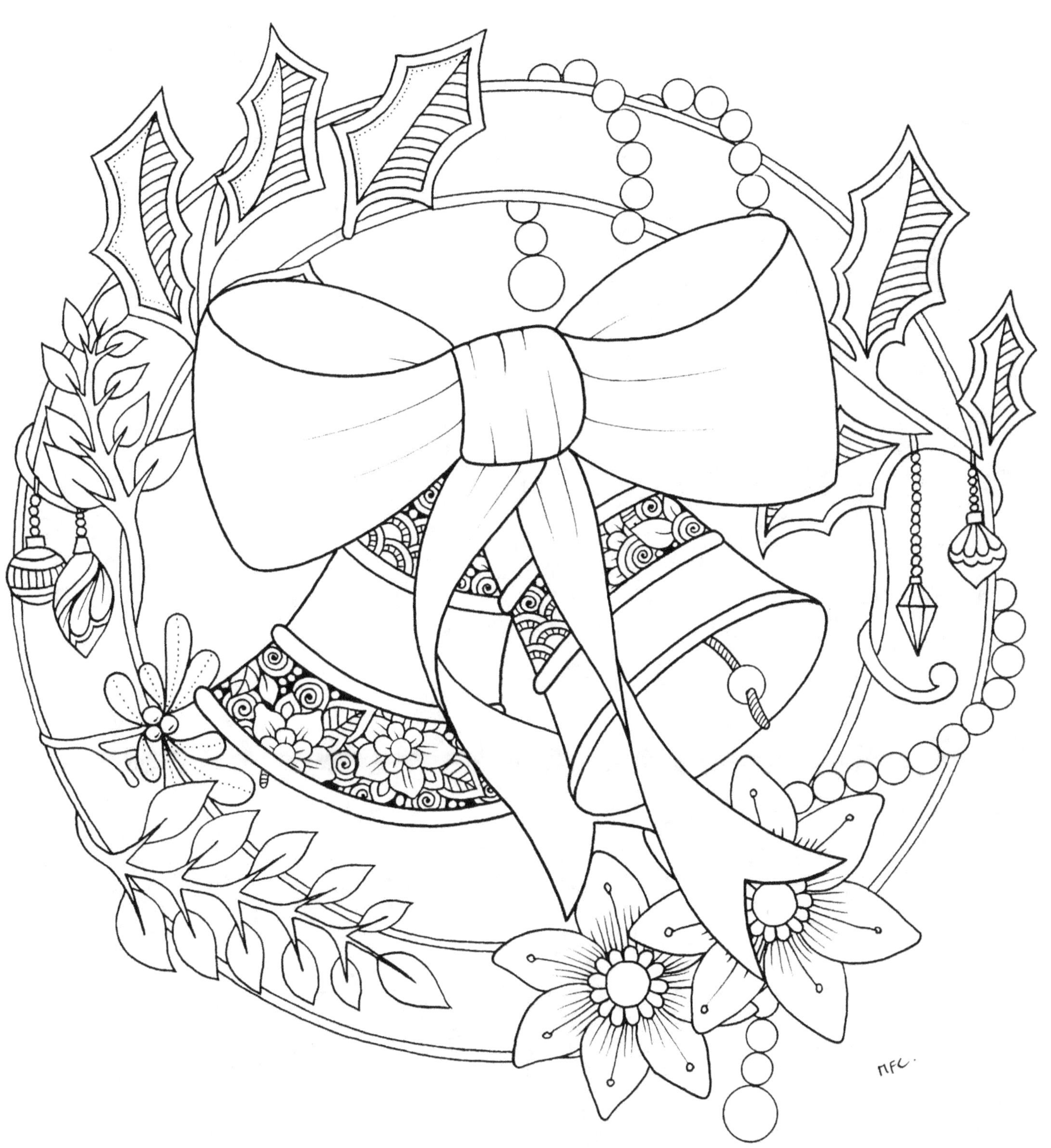

Maud Feral-Chauveau (MFC)

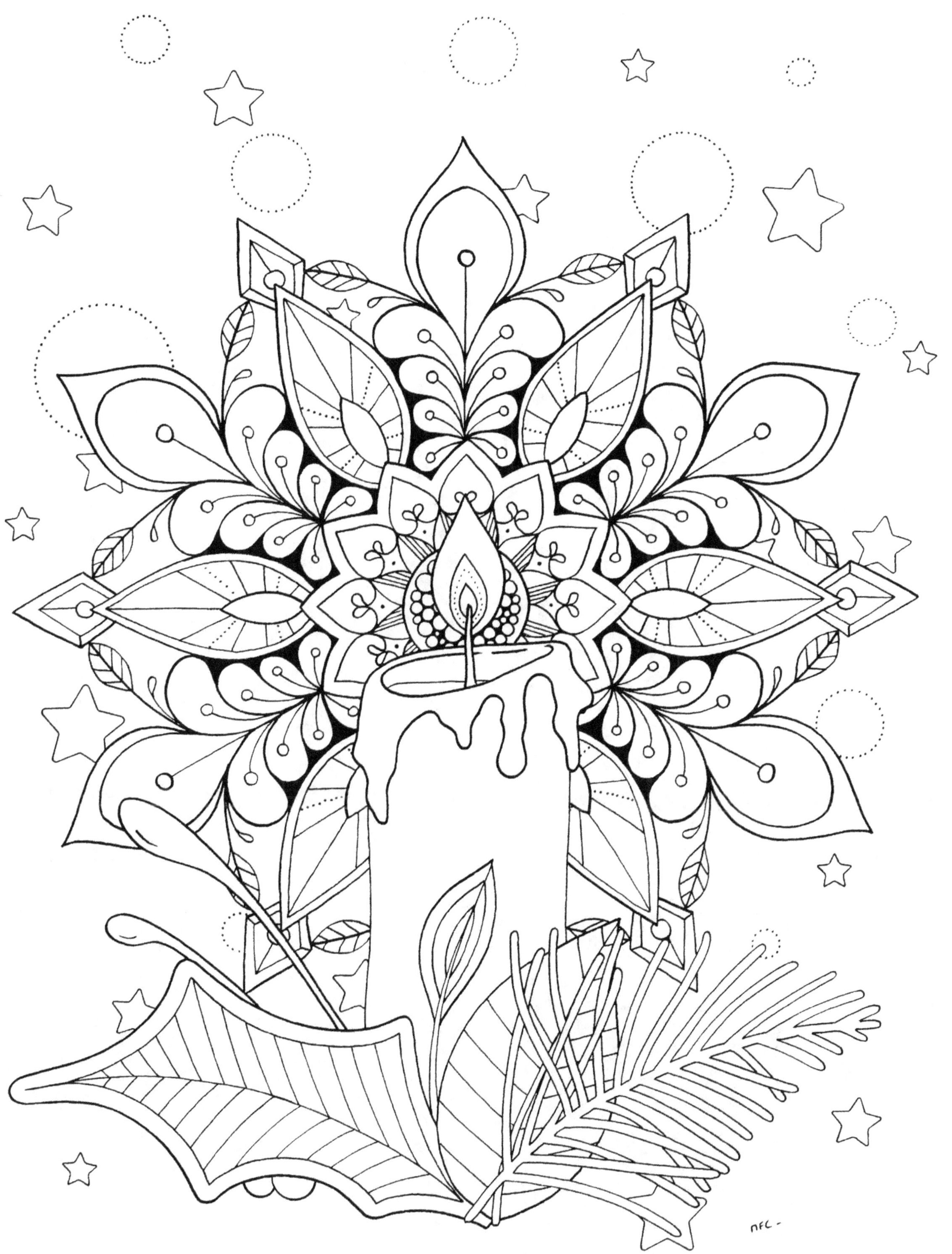

Maud Feral-Chauveau (MFC)

Maud Feral-Chauveau (MFC)

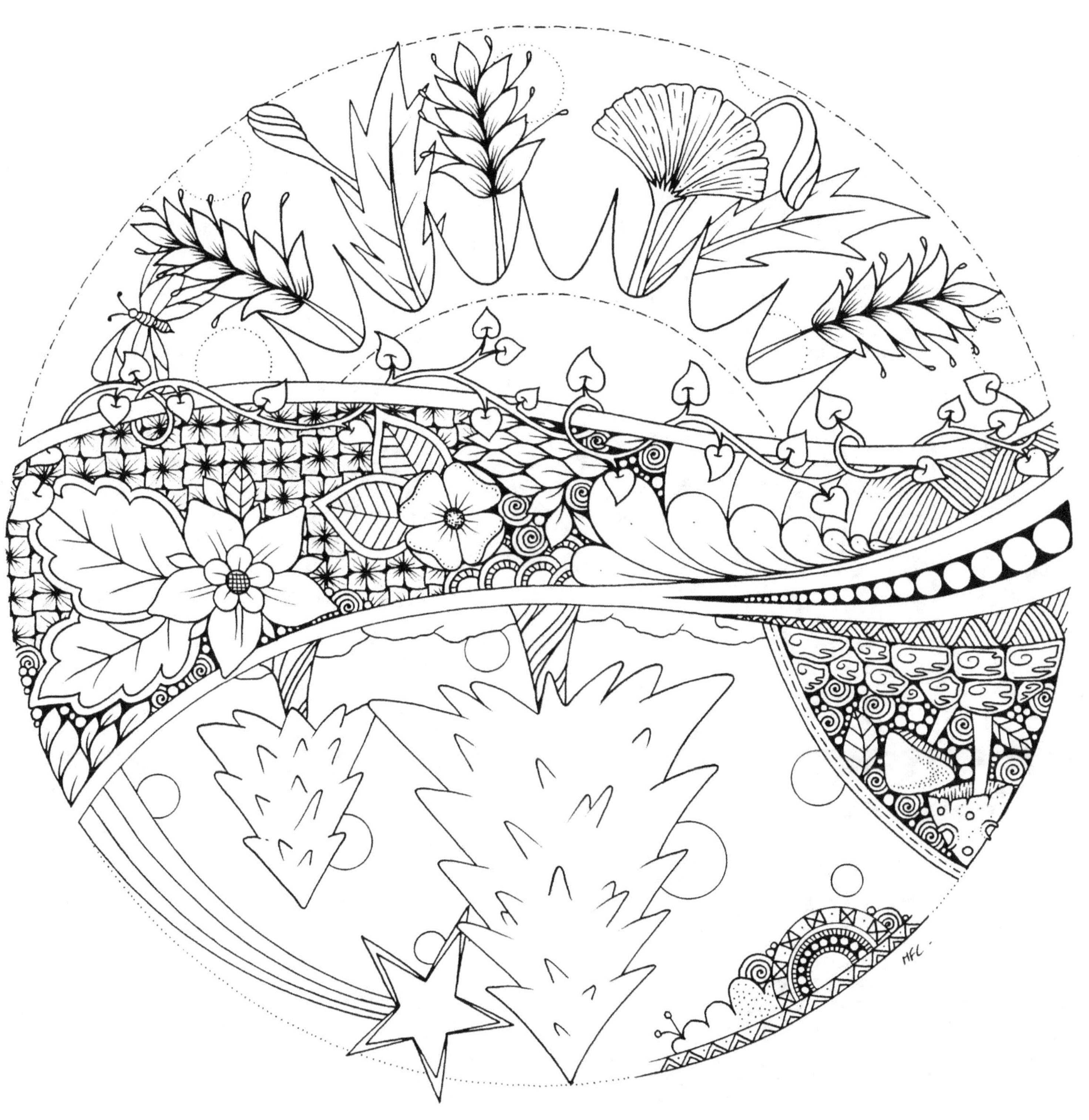

Maud Feral-Chauveau (MFC)

Maud Feral-Chauveau (MFC)

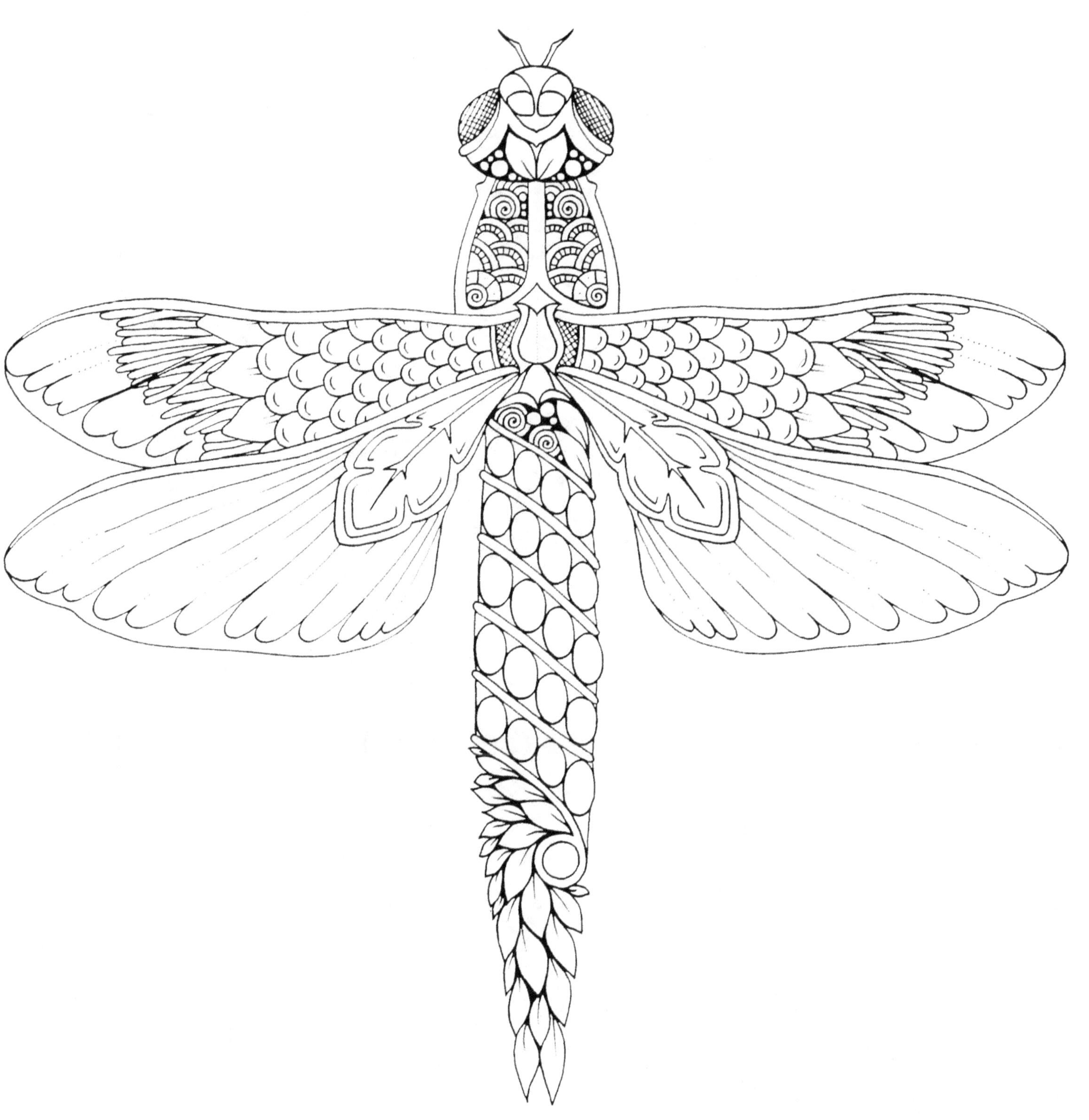

Maud Feral-Chauveau (MFC)

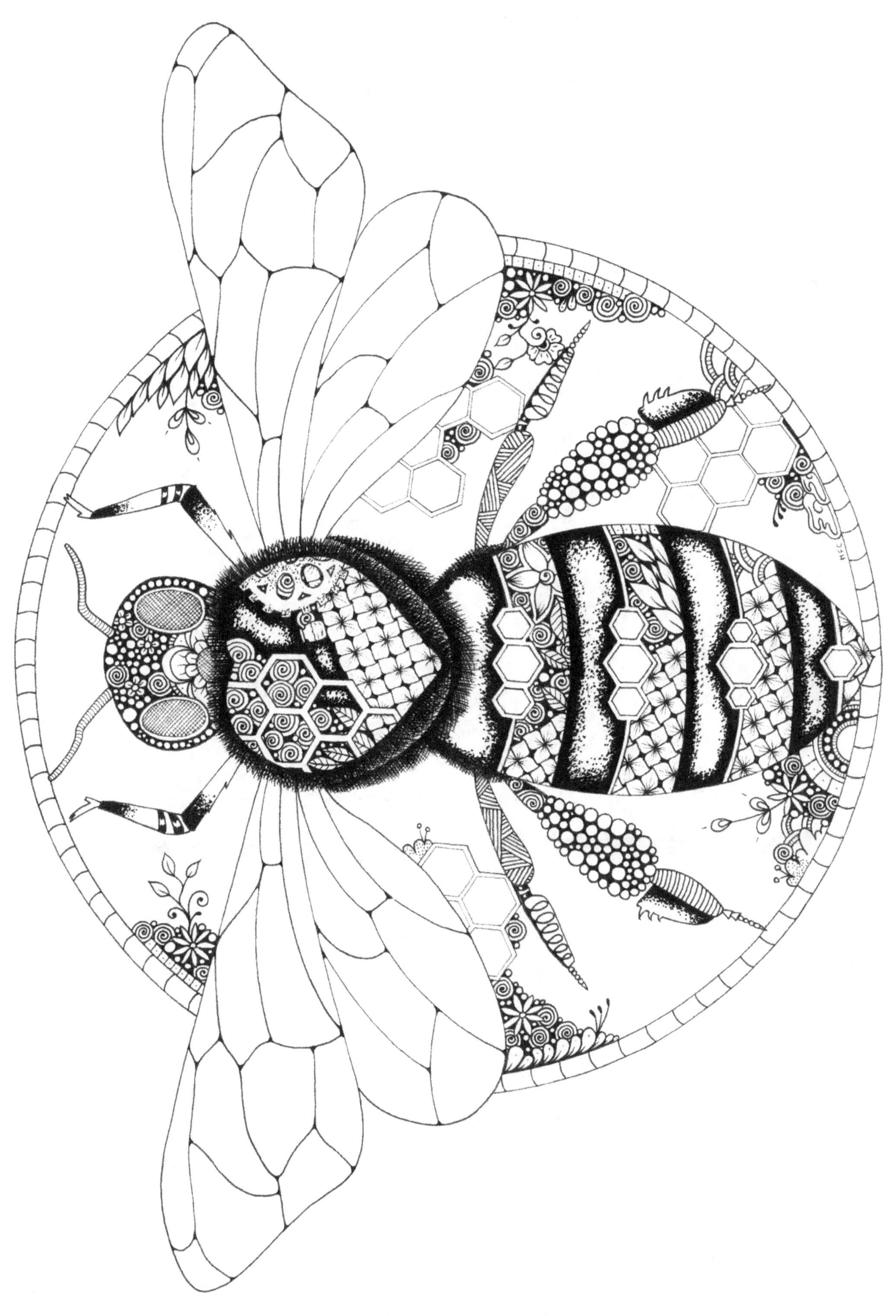

Maud Feral-Chauveau (MFC)

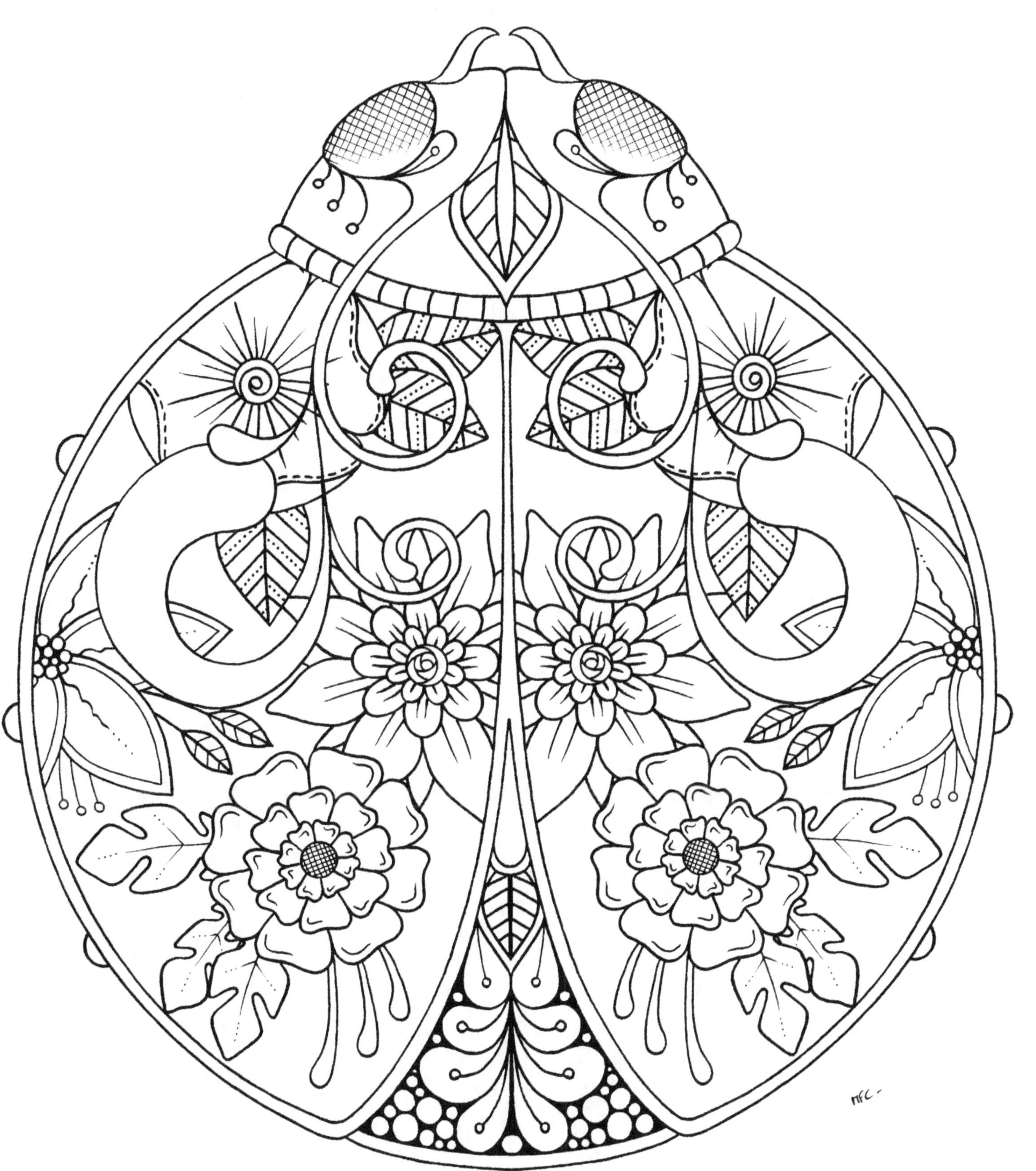

Maud Feral-Chauveau (MFC)

Maud Feral-Chauveau (MFC)

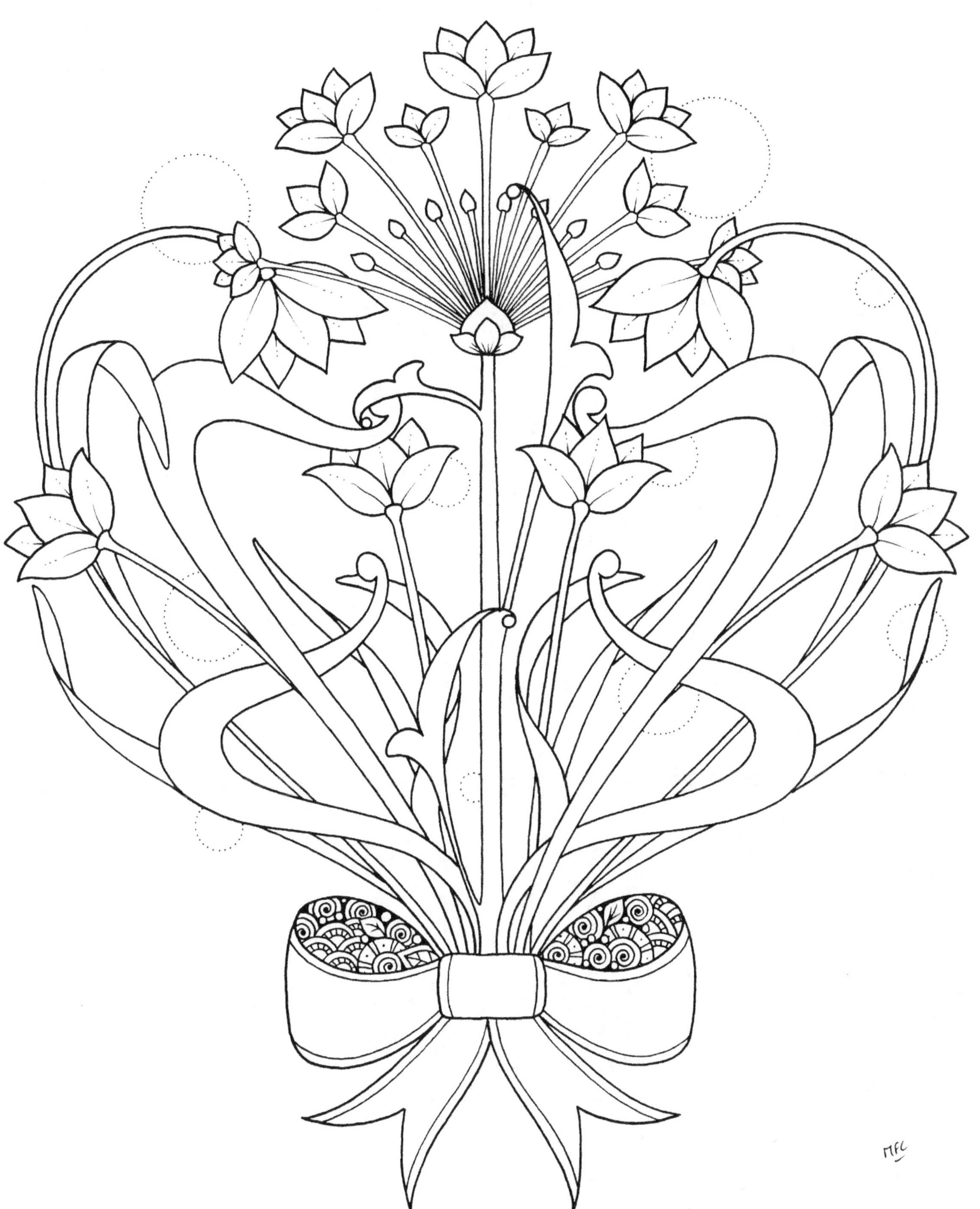

Maud Feral-Chauveau (MFC)

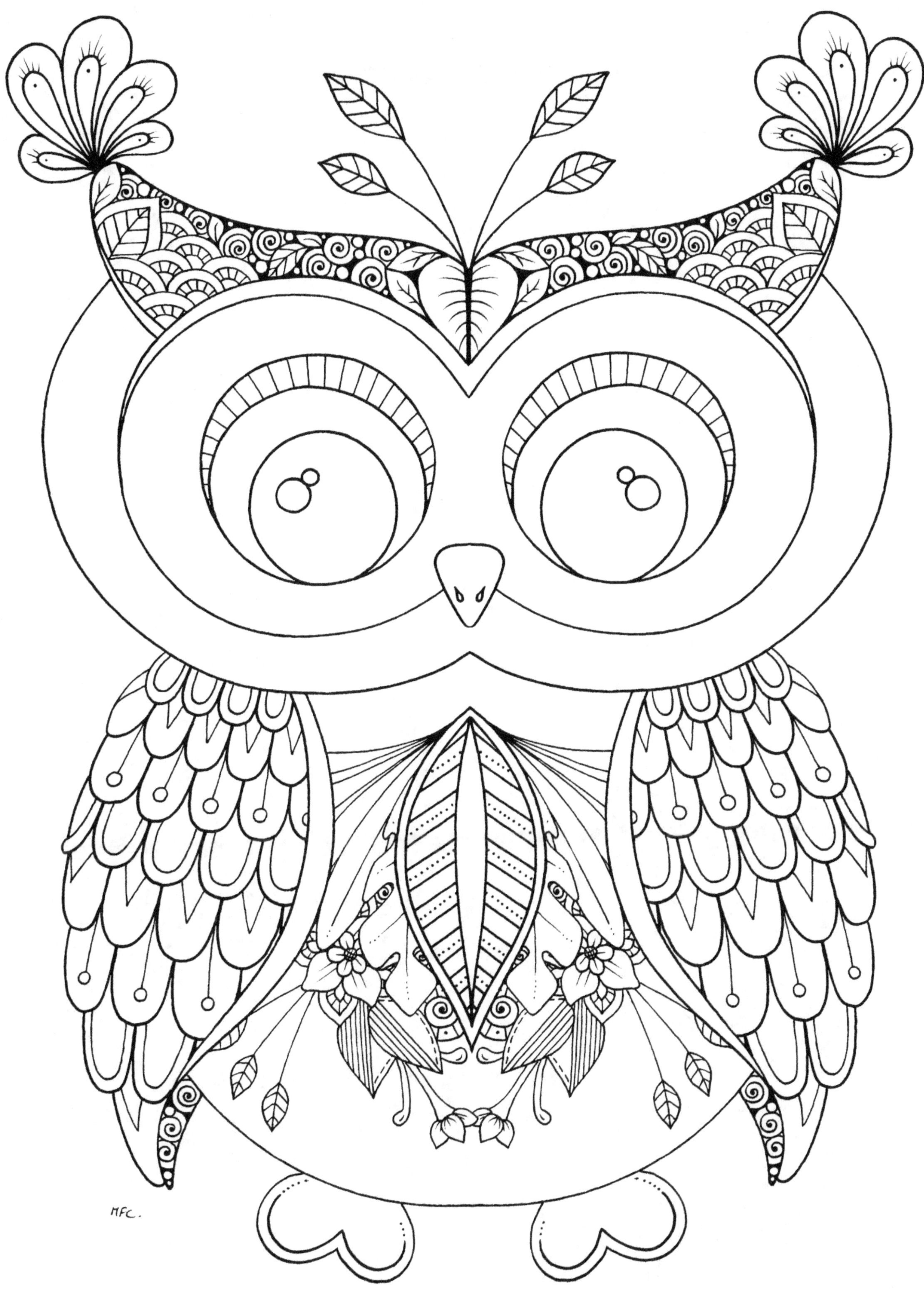

Maud Feral-Chauveau (MFC)

Maud Feral-Chauveau (MFC)

I will be really happy to see your colors and to share with you,
also join me on my Facebook page.
See you soon

Coloring Books already available
on Amazon and Book Depository

- The Feet in the Water
- A pencil on the heart
- Color Your Kimmidoll
- Back to the sea
- MFC Doodle's Book
- Enchanted Menagerie